U0203070

机器人肾移植手术学

主编　孙洵

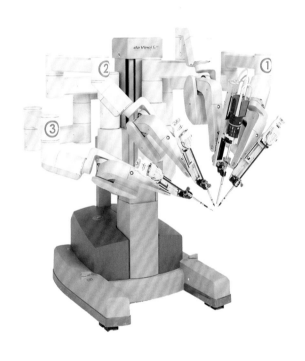

清华大学出版社

北京

本书封面贴有清华大学出版社防伪标签，无标签者不得销售。

版权所有，侵权必究。举报：010-62782989，beiqinquan@tup.tsinghua.edu.cn。

图书在版编目（CIP）数据

机器人肾移植手术学 / 孙洵主编 . — 北京：清华大学出版社，2023.4
ISBN 978-7-302-63130-9

Ⅰ.①机… Ⅱ.①孙… Ⅲ.①机器人技术—应用—肾—移植术（医学） Ⅳ.① R699.2-39

中国国家版本馆 CIP 数据核字（2023）第 047665 号

责任编辑：孙　宇
封面设计：王晓旭
责任校对：李建庄
责任印制：朱雨萌

出版发行：清华大学出版社
　　　网　　　址：http://www.tup.com.cn，http://www.wqbook.com
　　　地　　　址：北京清华大学学研大厦 A 座　　　邮　　　编：100084
　　　社 总 机：010-83470000　　　邮　　　购：010-62786544
　　　投稿与读者服务：010-62776969，c-service@tup.tsinghua.edu.cn
　　　质量反馈：010-62772015，zhiliang@tup.tsinghua.edu.cn
印 装 者：北京博海升彩色印刷有限公司
经　　销：全国新华书店
开　　本：185mm×260mm　　　印　　张：15.25　　　字　　数：267 千字
版　　次：2023 年 4 月第 1 版　　　印　　次：2023 年 4 月第 1 次印刷
定　　价：268.00 元

产品编号：101197-01

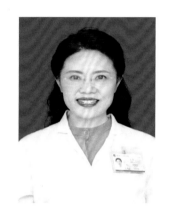

孙洵，主任医师，现任昆明市第一人民医院泌尿外科、肾移植中心主任；昆明医科大学、昆明大学兼职教授；春城名医，昆明市十工程培养人才；首届云南省青年创新创效奖获得者；第二届健康春城最美医者；第六届昆明道德模范，昆明好人。

中华医学会泌尿外科学分会西南泌尿系结石防治中心云南培训基地主任，云南省器官移植质量控制中心肾移植组组长，昆明市第一人民医院国家级泌尿外科规培基地负责人，昆明市第一、二届泌尿外科质控中心主任，昆明市泌尿系结石防治中心主任，昆明市泌尿外科腔镜中心负责人，昆明市微创技术中心主任。

昆明市医学会第三届泌尿外科学分会主任委员，中国医师协会医学机器人医师分会第二届委员会委员，中华医学会泌尿外科学分会机器人学组委员，中国抗癌协会第二届腔镜与机器人外科分会委员，中国医师协会器官移植医师分会肾移植学组委员，云南省医师协会泌尿外科学分会副主任委员，云南省医学会泌尿外科分会常委。

首届云南省青年创新创效奖获得者。2016年率先在云南省开展了机器人辅助泌尿外科技术，2018年率先在云南省开展了机器人辅助全腔镜下原位Studer新膀胱术，2019年在继中国人民解放军总医院后开展了机器人辅助DCD肾移植技术。完成机器人辅助腹腔镜手术500余例，完成机器人辅助取肾、肾移植术80余例。发明专利1项，主持完成省、市科技项目23项，获云南省科技进步奖1项，市级科技进步奖11项，完成学术论文30余篇。

《现代泌尿外科杂志》审稿专家，《泌尿外科杂志（电子版）》编委，《中国机器人与微创泌尿外科手术学》视频教材编委，《机器人外科学》杂志编委。参编《实用泌尿外科机器人腹腔镜手术图解》《机器人泌尿外科手术实战技巧案例解析》《现代泌尿外科学》3部书籍。

编写人员名单

主　审　张　旭
主　编　孙　洵
副 主 编　崔建春　宋永琳　谭顺成
编写人员　（按姓氏汉语拼音排序）
　　　　　崔建春　昆明市第一人民医院
　　　　　董　隽　中国人民解放军总医院
　　　　　杜伟忠　昆明市第一人民医院
　　　　　郝晓伟　中国人民解放军总医院
　　　　　胡　伟　昆明市第一人民医院
　　　　　李树欣　昆明市第一人民医院
　　　　　林　涛　四川大学附属华西医院
　　　　　马兴永　昆明市第一人民医院
　　　　　马寅锐　昆明市第一人民医院
　　　　　牛小艳　昆明市第一人民医院
　　　　　宋涂润　四川大学附属华西医院
　　　　　宋永琳　昆明市第一人民医院
　　　　　孙　洵　昆明市第一人民医院
　　　　　谭顺成　昆明市第一人民医院
　　　　　杨眉舒　昆明市第一人民医院
　　　　　张　宇　昆明市第一人民医院
　　　　　张晓波　昆明市第一人民医院
　　　　　张亚飞　昆明市第一人民医院
　　　　　周允冲　昆明市第一人民医院

序 一

科技发展日新月异，近30年来，外科技术领域发生了系统性的、颠覆性的变革。拥有近200年历史的传统开放手术体系受到新的挑战，逐渐被更加微创、精准的腹腔镜和机器人所替代或补充。特别是机器人技术的兴起，促使外科技术再次迎来飞跃，进入机器人外科的新时代。我国肾移植始于20世纪60年代，经过近半个世纪的努力，器官移植已经成为一项非常成熟的外科技术，取得了举世瞩目的成果。近年来，泌尿外科专家尝试将机器人技术应用到器官移植领域，进一步拓展肾移植手术新方法。经过不懈的努力和探索，机器人肾移植已经成为肾移植外科手术的主流趋势之一。我们如何把器官移植技术和最新的微创技术有机地结合在一起，是泌尿外科领域重要的发展方向。

本书主编孙洵教授，是我国泌尿外科年轻有为的微创泌尿外科和肾移植专家，致力于泌尿外科的临床创新。中国人民解放军总医院于2018年3月开展了我国首例机器人肾移植手术，在此基础之上，孙洵教授等专家充分汲取达·芬奇机器人在外科手术中的特殊优势，结合传统手术的要点及机器人手术系统的特性，逐步优化、完善机器人肾移植手术技术，在保留了传统开放肾移植手术优势的前提下，进一步通过机器人手术技术解决了在特殊条件下肾移植手术的难题。肥胖、巨大多囊肾、腹部多次手术史、血管条件特殊、机会性感染发生率高等情况给开放肾移植带来挑战和困难，而机器人肾移植手术则能很好地解决此类问题，使得肾移植手术适应证进一步扩大、安全性进一步提高，这提示机器人肾移植技术必将成为我国器官移植的下一代手术新方式。

《机器人肾移植手术学》一书从临床工作中来，对移植医护团队面临的具体工作有很强的指导性。本书将伦理、术前准备、麻醉评估及管理、手术的重点和难点、手术步骤、术后并发症的防治、亲体取肾术、亲体和捐赠肾移植的全过程分章节分段落，以文字、图解和手术视频的方式进行了详细的撰写，内容新颖，理论和实践并重，也是中国肾移植领域具有里程碑意义的记述机器人肾移植的专著，值得在临床上推荐。

祝贺《机器人肾移植手术学》的出版，希望孙洵教授再接再厉，在泌尿外科领域做出更多、更大的成绩！

中国科学院院士

中国人民解放军总医院泌尿外科医学部主任

国家器官移植质量控制中心负责人

2023 年 2 月

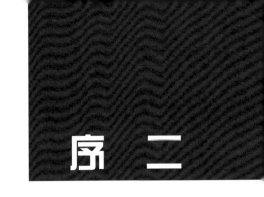

序 二

　　我国肾移植始于 20 世纪 60 年代，经历了几代人半个世纪的努力，取得了举世瞩目的成绩。进入 21 世纪后，由于外科技术不断地进步、手术方式不断地改进、手术设备不断地革新，手术领域得到了不断的拓展，手术适应证也不断地扩大。特别是机器人手术系统进入临床以来，外科手术的微创化、精准化、个体化程度也大幅提高，传统的开放手术体系受到了新的挑战。近年来，泌尿外科专家将机器人手术系统应用于肾移植，并不断地总结分析，优化手术步骤，扩大了传统开放肾移植手术的适应证，是肾移植技术的重要发展方向。

　　《机器人肾移植手术学》由泌尿外科和肾移植专家孙洵教授主编。孙洵教授充分汲取达·芬奇机器人在外科手术中的特殊优势，结合传统手术的要点及机器人手术系统的特性，逐步改良手术步骤，在保留传统肾移植手术优势的前提下，还利用机器人手术系统的特殊优势，让如肥胖、巨大多囊肾、腹部多次手术史、血管条件特殊、机会性感染发生率高等患者重获手术机会，使肾移植的适应证进一步扩大，手术的安全性进一步提高，机器人肾移植技术必将成为一种新的肾移植手术方式。

　　《机器人肾移植手术学》一书共 10 章，内容从临床工作中来，以文字、图解和手术视频的方式详细记录了伦理、术前准备、麻醉评估及管理、手术的重点和难点、手术步骤、术后并发症的防治、亲体取肾术、亲体和捐赠肾移植的全过程，对移植医护团队面临的具体工作有很强的指导性。本书是中国肾移植领域为数不多的详细记述机器人肾移植的专著，值得在临床上推荐。

　　热烈祝贺《机器人肾移植手术学》的出版。

中华医学会器官移植分会主任委员

西安交通大学器官移植研究所所长

2023 年 2 月

前 言

2012年，我院获批了心脏死亡器官捐赠肾移植（DCD）资质。有的DCD受者因肥胖、巨大多囊肾、腹部多次手术史、血管条件等一系列特殊因素存在手术禁忌证，更有受者因切口感染、术口裂开致移植肾完全裸露于视野下而引发移植肾丢失和危及生命。2017年，达·芬奇机器公司带给我当年欧洲泌尿外科年会上机器人肾移植的手术演示录像，很震撼！我便萌生了开展机器人肾移植的想法。但录像里的机器人肾移植难度很大，我不敢学习，主要怕丢失肾脏。2018年3月5日，中国人民解放军总医院泌尿外科张旭院士成功完成了中国首例机器人亲体肾移植手术，并在同年6月的全国腹腔镜大会进行了手术演示。张旭院士的学术报告和现场的手术演示给了我莫大的鼓励！在获得医院伦理和学术委员会审批后，经过全科医护人员精心的技术路线设计，我科于2019年2月3日成功完成了云南省首例达·芬奇机器人DCD肾移植手术。之后科室不断进行分析总结，充分汲取达·芬奇机器人手术系统在外科手术中的特殊优势，将传统手术的要点和机器人手术系统的特性进行互补，兼容并蓄，不断优化手术步骤，扩大传统开放肾移植手术的适应证，从此远离了因切口感染、术口裂开导致移植肾脏裸露的并发症，使肾移植实现了个体化、精准化、微创化，达到了快速康复的目的。

继中国人民解放军总医院和昆明市第一人民医院之后，国内又有多家医院相继开展和计划开展机器人肾移植技术，我想把自己做机器人取肾和机器人肾移植手术在临床上的成功经验和遇到的困难总结出来，分享给正在开展机器人肾移植和计划开展机器人肾移植的专家和同仁们，希望有所裨益。

《机器人肾移植手术学》一书共10章，由中国人民解放军总医院董隽教授、郝晓伟教授、四川大学华西医院林涛教授、宋涂润教授与昆明市第一人民医院年轻医生们共同撰写，内容从临床工作中来，字字珠玑，每一章节都凝集着我们的智慧和汗水，对移植团队相关医护面临的具体工作有很强的指导性，值得一读。本书将伦理、术前准备、麻醉评估及管理、亲体取肾术、亲体和捐赠肾移植的全过程分章节分段落，以文字、图解和手术视频的方式进行了详细的撰写，是一本意义非凡、具有开拓性的著作，希望能对中国机器人肾移植技术的进一步发展有所帮助。

感谢中国科学院张旭院士的悉心指导和大力支持，感谢我的团队为本书付出的辛勤劳动，感谢董隽教授、林涛教授、宋涂润教授、杜伟忠教授、杨眉舒护士长等编写相关章节，感谢薛武军主委百忙之中为本书作序。

昆明市第一人民医院

泌尿外科 / 肾移植中心

2023 年 1 月

目　录

第一章

肾移植手术发展史

第一节　传统开放手术肾移植发展史

器官移植是 20 世纪最令人瞩目的医学成就之一，被誉为"21 世纪医学之巅"。进入 21 世纪后，器官移植作为医学领域的一门新兴学科，随着器官保存技术、外科手术技术、移植免疫学及免疫抑制药物等移植相关学科的全面发展，已经成为治疗终末期器官功能衰竭的重要有效手段。

经过大半个世纪的发展，目前全球肾移植受者已超百万人，与其他器官移植相比，肾移植手术例数和临床效果仍居所有器官移植的首位。同时肾移植的基础和各项临床的研究进展也激励和推动了其他器官移植的发展。

一、国际肾移植发展简史

虽然肾移植取得了辉煌的成就，但其仍然经历了漫长的发展历程。追溯肾移植的发展历史，大致可分为早期探索阶段、临床初期阶段和稳步发展阶段。其中，血管吻合技术奠定了移植外科的基础；新型免疫抑制剂的研发使移植物的长期存活成为可能；器官保存技术、外科技术、移植免疫、病理学和影像学等相关领域的进步也极大地促进了近代肾移植的发展。

（一）早期探索阶段

移植的早期探索阶段始于 19 世纪末，早期开展的动物实验是一些不需要血管重建的组织移植。真正的肾移植在 1902 年由奥地利维也纳大学的 Emerich Ullmann 首次报道，他们采用金属管套接血管法，实施了将犬肾移植到自体的颈部，开放动静脉血供后，可见尿液排出，证明自体肾移植及肾脏移植技术的可行性。1902 年，法国医生 Alexis Carrel 创建了现代血管吻合技术，将供体器官的血管通过缝线吻合到受体血管上，使移植的器官重新获得血供，该技术一直沿用至今。

伦理上的限制，最先尝试的肾移植是将动物的肾脏移植给尿毒症患者，以此试图治疗此类患者。1906 年，法国里昂 Jaboulay 使用猪和山羊的肾脏分别移植到两位女性患者的肘窝，移植肾均无功能，患者分别在术后第 3 天和第 9 天死亡，当时将死因归咎于血管栓塞。此外，Papin 和 Enger 分别在 1906 年和在 1910 年也尝试异种移植，结果均以失败告终。虽然失败了，但他们最初采用动物器官用于移植的想法在 100 多年后的今天正由科学家逐步实现，目前科学家正在探究使用经基因改造的动物作为移植器官的来源。2022 年 10 月，中国人民解放军空军医科大学西京医院开展了国际首例六基因编辑猪 - 猴多器官、多组织同期联合移植手术，并　　成功，实现了异种器官移植领域多器官、多组织移植零的突破。

当时，大量的实践经验使人们注意到移植器官的损害似乎不是感染和梗死导致的，而是另外的不明原因，如炎症反应可能会引起移植器官的损伤，导致移植肾丧失功能，自此，人们开始对免疫反应有了警觉。

1912 年，德国外科医生 Schone 提出了"移植免疫"一词。1923 年，美国的 Carl Williamson 详细描述了自体肾移植和同种肾移植在疗效方面的显著差异，并首次公布了一张移植肾被损害的组织病理图片，首先使用了"反应"这个名词。第二次世界大战期间，英国的 Peler Brian Medawar 通过观察烧伤植皮的病理变化，认为移植物被破坏与免疫机制的激活有关，并通过一系列的经典实验证实机体的免疫系统可特异性针对移植物抗原产生炎性反应，从而破坏移植物，发现了免疫反应的基本机制，提出了移植免疫学的概念，并由此建立了移植免疫学的基础和各分支学科。Medawar 因免疫学方面的突出成就获得 1960 年诺贝尔生理学或医学奖。正是由于 Medawar 等揭示了移植反应现象的免疫学本质，才奠定了移植获得成功的理论基础，也激发了外科医生重新尝试移植的信心。

（二）临床初期阶段

经历了早期异种肾移植的失败后，很少再有人尝试临床异种移植。直到 1933 年苏联乌克兰 Voronoy 开创了人类同种肾移植的历史，他为一例 26 岁急性肾衰竭女患者采用 Carrel 的血管吻合法施行了大腿部异位尸体肾移植，输尿管经皮肤造口，术后移植肾仅有少量尿液排出，并且很快丧失功能。

1945 年，波士顿 Landsteiner、Hufnagel 和 Hume 等为一名因流产感染和出血所致急性肾衰竭女性施行了尸体同种肾移植，供肾移植至前臂，将桡动脉和头静脉做吻合，其目的是希望暂时性度过急性肾衰竭期。1950 年，Lawler 施行了美国首例尸体供肾移植，他将因肝病死亡的供者肾移植给一位血型相同的 49 岁巨大多囊肾肾衰竭的女性，切除受者左侧多囊肾后行原位肾移植，供肾动静脉与原肾动静脉吻合，输尿管与受者输尿管吻合，术后即有尿液生成。

刚开始，临床肾移植手术方式各不相同，直到 20 世纪 50 年代法国医生 René Küss 等发明了将肾移植到腹膜外髂窝部的异位肾移植术式，因此，髂窝异位肾移植术式也称为 Küss 手术（Küss operation），该术式一直沿用至今。Küss 所做 9 例肾移植受者术后都因排斥反应导致移植肾失功，在 1952 年的报道中，他表示"就目前的认识，在同卵孪生之间肾移植才是可行的"。仅仅 2 年后，Murray 等实施的同卵孪生亲体肾移植手术的成功，证实了 Küss 的猜想。Küss 在从事的器官移植事业里取得了一系列研究成果，因此在 2002 年他获得国际移植学会设立的器官移植杰出成就 Medawar 奖。

1954 年秋天，波士顿 Peter Bent Brigham 医院（Brigham & Women Hospital）收治了 1 名严重肾脏疾病的患者，而且他正好有一个孪生兄弟，这无疑可能是当时选择行肾移植最好的条件。术前为了慎重起见，需通过两者之间的相互交叉皮肤移植试验，以及到警察局资料馆核对两人出生时的指模，证实两人确属同卵孪生兄弟。

入院后，首先采用血液透析和药物控制病情。并经过医院内、外科医生的研究，以及与各种教派的神职人员讨论，最终一致认为该手术是合理的。术前还详细讨论和研究了手术准备、麻醉、术式及可能出现的并发症和预期效果等。

1954 年 12 月 23 日，由 Murray、Harrison 和 Merrill 共同完成了这例具有里程碑意义的肾移植手术。Harrison 切取供者（Ronald）的肾脏，Murray 采用 Küss 肾移植术式首先游离了受者（Richard）用于吻合的血管，随后将移植肾放置在下腹部腹膜外髂窝，Merrill 负责术前和术后的患者管理。术后患者的肾脏及心脏和肺功能得到明显改善，首次证明肾移植可以挽救生命。该例受者存活了 8 年，死于冠心病。Murray 等的成功证实了肾移植技术可行，也极大地增强了人们对器官移植研究的信心，开创了临床器官移植的新时代。

20 世纪 50 年代中后期进入免疫抑制及控制排斥反应的尝试和研究阶段，包括使用致死量或亚致死量的 X 线全身照射、全淋巴放射线照射、胸导管引流剔除淋巴细胞等。虽然也有成功案例，但因感染导致死亡的发生率高，故未广泛应用于临床。

1953 年，美国的 Gertrude Elion 和 George Hitchings 研制出抑制细胞增殖的药物 6-巯基嘌呤（6-mercaptopurine，6-MP）。1960 年，英国的 Roy Calne 等在犬肾移植中应用 6-MP，证实其可延长移植肾存活时间。Elion 和 Hitchings 随后研发了 6-MP 的类似化合物，硫唑嘌呤（azathioprine，AZA）。AZA 的成功研发及应用，使移植物长期存活成为可能，也开启了免疫抑制药物的研究序幕。在随后的 20 多年中，该药在全世界器官移植术后作为主要免疫抑制剂使用，迄今仍在与其他免疫抑制剂联合应用。

1963 年 Willard Goodwin 在肾移植患者中应用大剂量可的松，证明其可延长移植肾的存活时间，并提出类固醇皮质激素与 AZA 合用效果更佳。同时大剂量泼尼松（prednisone，Pred）可以逆转急性排斥反应，目前仍是治疗急性排斥反应的首选措施。1967 年 Thomas Starzl 在临床应用抗淋巴细胞血清（anti—lymphocyte serum，ALS），后又成功研制抗淋巴细胞球蛋白（anti—lymphocyte globulin，ALG）、抗胸腺细胞球蛋白（anti—thymocyteglobulin，ATG），形成了以硫唑嘌呤和激素加用抗淋巴细胞多克隆抗体制剂的联合用药的免疫抑制剂方案。

与移植相关的其他领域也相应发展起来。免疫学方面，除研制免疫抑制剂外，人们对造成免疫反应的遗传学差异也进行了深入研究。George Snell、Jean Dausset 和 Baruj Benacerraf 分别发现小鼠和人的主要组织相容性复合物（major histocompatibilitycomplex，MHC）。1964 年 Paul Terasaki 创立微量淋巴细胞毒方法，奠定了交叉配型方法的基础。1966 年开始，组织配型被用于供受者选择。

随着器官移植的发展，为了充分使用异地切取的器官及完成移植前受者的选择和准备，对器官保存技术的要求不断增加，移植初始阶段，主要采用低温的生理盐水、乳酸林格液等液体进行灌注保存。随后相继研制了 Collins 液、改良 Collins 液、Euro-Collins 液及 Sacks Ⅱ 液等。然而，初始阶段的保存液仅能保存器官 4 ～ 6 h。

（三）稳步发展阶段

随着新型免疫抑制剂环孢素（环孢素 A，cyclosporine，CsA）的研发应用，使人／肾存活率得到大幅提高，也推动移植进入迅速发展的阶段。1976 年，瑞士 Dreyfuss 从真菌中发现环孢素（cyclosporine）。Jean Borel 使用小鼠、大鼠和豚鼠同种皮肤移植证明 CsA 具有强大的免疫抑制作用，而且没有硫唑嘌呤和环磷酰胺的骨髓抑制等毒副作用。1977—1979 年英国剑桥大学的 Calne 教授率先在肾移植、胰腺移植和肝移植术后使用 CsA，均取得了满意的效果。

20 世纪 80 年代初，广泛开展了 CsA 的各种器官移植临床应用和研究，成为与皮质类固醇和硫唑嘌呤三联免疫抑制剂用药的常规。CsA 的广泛应用大大提高了临床各种类型器官移植的效果，器官移植从此进入了环孢素时代，极大地推动了各种器官移植的全面迅速发展，使器官移植临床工作逐渐进入成熟阶段。

1987 年日本的 Kino 等在 Streptomyces 真菌中提取了一种物质当时命名为 FK506，在体外实验中证明其具有免疫抑制作用。随后，美国 Pittsburgh 大学的 Starzl 在各种器官移植动物模型中予以证实，并逐渐应用于临床肝移植、肾移植、心脏移植等，取得良好效果。1994 年美国 FDA 正式批准日本藤泽公司研制的 FK506 上市，后正式命名为他克莫司（tacrolimus，TAC；商品名普乐可复）。他克莫司的问世进一步推动了各种器官移植的发展。

吗替麦考酚酯（mycophenolate mofetil，MMF）是由瑞士罗氏公司研制的。1995 年美国 FDA 批准用于肾移植，随后相继批准用于心脏移植和肝移植。雷帕霉素（美国惠氏公司，后正式命名为西罗莫司，1999 年美国 FDA 批准用于肾移植）等新型免疫抑制剂的开发和应用，使免疫抑制方案有了更多的选择，可以更有效地实施个体化的治疗方案。多种免疫抑制剂联合使用，减少了各种药物的剂量，从而减少了免疫抑制剂的毒副作用，提高了肾移植的效果。

除免疫抑制剂外，器官保存液的不断改进也是推动器官移植发展的一个基本保障。1988 年，美国的 Folkert Belzer 等在 Wisconsin 大学研制出新型的器官保存液——UW 液（the University of Wisconsin solution），应用 UW 液首次实现了保存肝脏达 30 h 以上，保存肾脏 72 h，保存胰腺 72 h。近年来，低温机械灌注技术发展也较快，该技术不仅改善了器官保存质量，延长了保存时间，同时在器官活力评估中也发挥了重要作用。

全球迄今已有 130 余万人接受了各种器官移植，各大脏器移植已成为常规性手术，年手术例数超过 5 万例。移植外科技术、器官保存技术、免疫抑制方案等都趋于成熟和完善，人 / 移植物的存活率都达到历史最高水平，器官移植已进入稳定发展阶段。

二、我国肾移植发展简史

移植学科的飞速发展虽然只是近几十年的事，但人类对移植术的设想和实践却可上溯至数千年前。有关器官移植术最早的文字记录出自我国春秋战国时期郑人列御寇所作的《列子·汤问》中。公元前4世纪我国伟大的医学家扁鹊，原姓秦，名越人，他是齐国渤海郡的一名大夫。记载中讲述了扁鹊为两人互换心脏得以治愈两人原有心病的故事。国际器官移植学界公认扁鹊为器官移植的鼻祖，且在西方的学术专著中多有提及。

与国外一样，我国的器官移植也同样始于肾移植。1956—1958年全国各地进行了肾移植的动物实验。我国临床肾移植始于20世纪60年代，70年代末逐渐开展起来，80年代形成一定规模，到了90年代已形成较大规模。1960年吴阶平在北京医学院第一附属医院施行国内首例尸体肾移植，共行2例尸体肾移植，术后早期移植肾排尿，但当时对免疫抑制剂认识不足，于术后3～4周移植肾功能丧失。1972年，广州中山医学院第一附属医院与北京友谊医院合作成功进行了我国第1例亲属肾移植，存活1年后因重症肝炎死亡。

1970年上海第一医学院中山医院熊汝成开始实施尸体肾移植；20世纪70年代北京友谊医院于惠元、上海市第一人民医院谢桐和武汉同济医院章咏裳等相继开展了临床肾移植，推动并激励全国许多地区开展肾移植。

1980年上海第二军医大学长征医院和上海中心血站联合成功研制出枸橼酸盐嘌呤溶液（compound citrate-adenine hyperosmotic solution, HCA）肾保存液，填补了我国在此领域的空白，推动了我国器官移植的发展。

到20世纪70年代中后期，国内各地陆续成功地开展了同种肾移植；至1989年肾移植例数年超1 000例次，肾移植累计达4 500余例次；至1999年年底肾移植累计达29 000余例。

进入21世纪，我国（不包含港澳台地区）肾移植得到进一步发展，2004年曾经达到年肾移植超过1万例次。随后，原卫生部（现国家卫生健康委员会）对我国器官移植单位进行审批准入，进一步规范了管理，再加上可供移植的器官严重短缺，近年来肾移植数量每年大约在6 000例，其中活体肾移植的比例明显减低，仅占17.1%。截至2014年底，据中华医学会器官移植学分会中国器官移植登记处统计，我国共施行了各种实体大器官移植12万余例次，其中肾移植占83%以上，累计10万余例次，其中活体肾移植1万余例，3例尸体肾移植有功能存活超过37年。

据我国台湾移植医学学会报道，1968年李俊仁施行我国台湾首例亲属活体肾脏移植，1969年李俊仁施行我国台湾地区首例尸体肾移植手术。1987年香港开展了首例活体配偶间亲属肾移植。

2006年3月，原卫生部（现国家卫健委）发布了《人体器官移植技术临床应用管理暂行规定》；同年4月原卫生部成立了人体器官移植技术临床应用委员会；2个月后，又发布了《肝、肾、心、肺等脏器的移植技术管理规范》。为进一步规范器官捐献与器官移植，国务院于2007年3月21日通过了《人体器官移植条例》。2009年8月，中国红十字会总会和卫生部在上海联合召开的全国人体器官捐献工作会议，联合宣布启动建立人体器官捐献体系。2009年卫生部修订了《脑死亡判定标准》（成人）（修订稿）。2010年3月1日，中国红十字总会与原卫生部宣布在我国天津市、辽宁省、上海市、江苏省、浙江省、福建省、江西省、山东省、湖北省和广东省10个省市先行开展人体器官捐献试点工作。2010年12月卫生部颁布了《中国人体器官分配与共享基本原则和肝脏与肾脏移植核心政策》，除脑死亡法外，相关的制度建设已经基本完成。自2015年1月1日起，我国全面进入公民逝世后器官捐献的移植时代。

半个多世纪以来，全世界同种肾移植取得的进步举世瞩目。由于器官移植技术的成熟、器官保存技术的不断改进、新型免疫抑制剂的研发与应用、对移植免疫学的认识与研究，以及临床经验的不断积累，同种异体肾移植近期效果显著提高，达历史最佳水平。但当前仍面临着如何提高人/移植物长期存活率、扩大供移植器官来源等一系列巨大挑战。路漫漫其修远兮，吾将上下而求索。

胡　伟　周允冲　李树欣

第二节　机器人肾移植手术的发展史

一、概述

器官移植是20世纪最令人瞩目的医学成就之一，被誉为"21世纪医学之巅"。进入21世纪后，我国加大力度规范了器官捐献和器官移植，肾移植也得到进一步的规范和发展，肾移植年例数一度超过1万例次（图1-2-1）。

尽管肾移植数量越来越多，技术越来越成熟，但也不可避免地遇到了外科技术导致的如切口感染、脂肪液化、切口裂开、肾动（静）脉吻合口狭窄、吻合口漏、移植肾破裂、动脉血栓形成、动脉瘤、尿漏、尿路梗阻、淋巴漏和淋巴囊肿等并发症，严重切口并发症甚至可引起移植肾外露（图1-2-2）。此外，术中血管损伤或动静脉过短导致移植困难等一系列外科手术难题也常常令术者非常棘手。

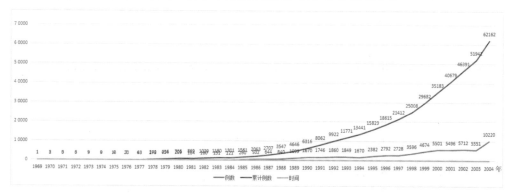

图 1-2-1　我国 1969—2004 年肾移植例数统计

注：1969 年以前因无正式记录，未作记载；1977 年我国临床肾移植第一次高潮；1978 年首次年度突破 100 例次；1979 年首次年度突破 200 例次；1980 年武汉全国器官移植登记处成立，开始年度统计；1982 年全国累计总数超过 1 000 例次；1986 年首次年度数突破 500 例次；1989 年首次年度数突破 1 000 例次；1993 年全国累计总数超过 1 万例次；1995 年首次年度数突破 2 000 例次；1998 年首次年度突破 3 000 例次；1999 年首次年度突破 4 000 例次；2004 年首次年度突破 1 万例次。以上数据均未包括中国香港、澳门、台湾地区

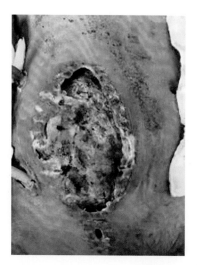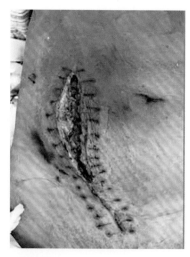

图 1-2-2　切口并发症

在相当长的一段时间里，肥胖、巨大多囊肾、腹部多次手术史成为了传统开放肾移植手术的禁忌证。为了最大限度地减少切口相关并发症，Rosales 在 2010 年开展第 1 例腹腔镜肾移植术（LKT），希望通过腹腔镜技术来扩大手术适应证，减少手术并发症，但因腹腔镜肾移植技术难度大，难以在临床上推广。

近年来，机器人手术系统运用到了诸多学科，如泌尿外科、普外科、心胸外科、妇科和耳鼻喉科等，使外科手术的微创化、功能化、智能化和数字化程度大大提高。机器人手术系统的问世，是手术器械和手术方式的一次重大革新，它再一次推动了外科手术技术的进步，让微创外科技术进入一个飞速发展的时期，可以说，机器人外科技术已是当今世界临床医学发展的里程碑。

机器人手术系统的独有特点：三维、高分辨率的立体腔镜；光学放大 6～10 倍的高清晰立体图像；术中实时信息的整合显示；主刀自主控制镜头，配合要求低；直觉式运动提供开放手术的操作体验，显著缩短学习曲线；滤除人手颤动，精准操作且更安全；完全模仿人手腕动作 7 个自由度，其活动范围甚至远大于人手。狭窄解剖区域中比人手更灵活。据统计：2021 年中国机器人手术完成 89 468 例，其中泌尿外科完成 40 323 例，占比 45%（图 1-2-3），这充分说明泌尿外科是使用机器人手术系统的重点领域。机器人手术系统的问世，机器人手术系统在泌尿外科的成熟应用，为肾移植提供了临床技术革新的有利条件。

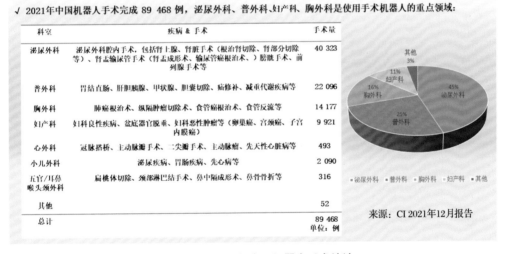

图 1-2-3　2021 年中国机器人手术统计

二、机器人手术系统在肾移植领域的发展应用

在过去 20 年中，机器人手术系统在肾移植手术领域的应用越来越普遍，包括机器人辅助活体供肾切取术、机器人辅助活体肾移植术、机器人辅助同种异体肾移

植术和机器人自体肾移植术。

自 1991 年 Clayman 等报道首次腹腔镜肾切除术以来，该技术发展迅速，逐渐取代了开放手术。1995 年 Ratner 等首次完成对活体供体进行腹腔镜活体供肾获取术，自此，该技术已在世界范围内传播，并成为活体供肾切取的标准术式。但腹腔镜手术面临许多障碍，如二维视觉、器械的刚性、枢轴效应、较长的学习曲线等。机器人辅助技术弥补了以上缺陷，为外科医生提供了令人满意的人体工程学条件，减少了疲劳和焦虑，提高了操作的精准度，在高效、安全的良好条件下进行供肾获取。2001 年，Guillonneau 使用机器人 Zeus 进行了第一例机器人肾切除术，此后，该技术成功用于肾切除术及活体捐赠肾切取术。

2002 年，法国 Henri Mondor 医院借助达·芬奇机器人进行了第一次肾脏移植，首先由 Hoznek 及其同事进行了报道，手术需要经典的开放手术进行血管分离，然后再用机器人进行血管吻合。后由 Oberholzer 和 Menon 等研究人员对技术进行改进，机器人肾移植（robot-assisted kidney transplantation, RAKT）手术已经获得了诸如缩短恢复期、减少伤口并发症和手术部位感染等优点，可惜早期手术均结合了开放手术，并非完全机器人辅助下完成手术。直至 2010 年，Giulianotti 等成功尝试并发表了第 1 例完全机器人肾移植（RAKT）的病例，使机器人肾移植得以快速发展。2015 年 7 月，Doumerc 等发表了第 1 例经阴道途径置入肾脏的完全机器人肾移植手术，证实完全机器人辅助方法通过经阴道途径进行活体供体肾切除术和肾脏移植是可行和安全的。2017 年 Kishore Thekke Adiyat 及其同事报道了 34 例机器人辅助完全腹膜外肾脏移植经验（图 1-2-4），手术使用新颖的腹膜瓣技术将肾脏完全腹膜外化，使机器人肾移植几乎完整地复制了开放性肾脏移植技术。同年，法国波尔多大学附属医院的 Clement Michiels 等首次报道了达·芬奇机器人完全腹膜外肾移植手术，手术不破坏腹膜，不进入腹腔，而是在腹膜外、耻骨后间隙内完成，手术切口 6 cm，手术顺利完成，术后移植肾功能恢复良好。至此，微创肾移植朝着完全腹膜外机器人移植的最终目标大幅迈进。

机器人技术也应用于自体肾移植。2014 年，俄亥俄州立大学韦克斯纳医学中心和哥伦布市詹姆斯癌症医院泌尿外科报道了第 1 例机器人辅助完全体内肾切除与肾脏自体移植技术（图 1-2-5、图 1-2-6），机器人供体肾切除术的热缺血时间为 2.3 min，随后在体内低温肾灌注 95.5 min，供体肾切除术后完成同侧血管和输尿管吻合，总手术时间为 334 min，静脉和动脉吻合时间分别为 17.3 min 和 21.3 min，失血量少于 50 ml，术后无并发症。2016 年 1 月加拿大报道了另一例完全体内机器人辅助自体肾移植术，他们改进了体内低温灌注方式，通过 12 mm 辅助 Trocar 孔插入灌注套管进行体内肾灌注，在 79 min 的缺血时间内完成手术（4 min 的热缺血、48 min 的冷缺血和 27 min 的复温时间）。

2015 年 7 月—2018 年 9 月，欧洲 8 个医学中心总结了肥胖受体 RAKT 的欧洲经验：32 名肥胖，66 名超重，71 名非超重，1 年后 3 组的 eGFR 中位数相似。得出的结论是：与非超重受体相比，肥胖受体中的 RAKT 同样安全可靠。

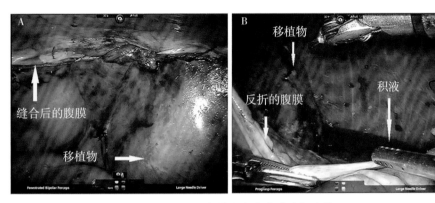

图 1-2-4　机器人辅助完全腹膜外肾移植

A. 腹膜外化的肾；B. 腹膜瓣下局限性积液

［引自 Adiyat Kishore Thekke, Vinod Kumar K, Vishnu Raveendran,et al.Robotic-assisted renal transplantation with total extraperitonealization of the graft: experience of 34 cases[J]. J Robot Surg, 2018, 12(3): 535-540.］

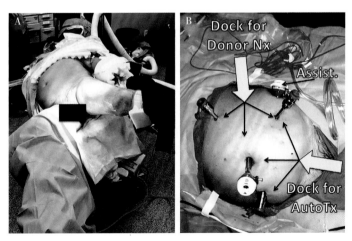

图 1-2-5　机器人辅助完全体内肾切除

A. 患者体位；B. Trocar：摆放；Nx：肾切除术；AutoTx. 自体移植

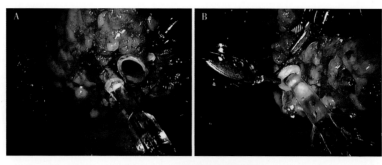

图 1-2-6　肾脏自体移植术

　　A. 使用输液管对肾脏进行体内低温灌注，肾动脉灌注后可从肾静脉看到灌注液流出，移植物变白；B. 将套管固定在肾动脉上，进行持续的体内低温肾灌注

　　［图 1-2-5、图 1-2-6 引自 Gordon Zachary N, Angell Jordan, Abaza Ronney. Completely intracorporeal robotic renal autotransplantation[J]. J Urology, 2014, 192(5): 1516-22. ］

　　目前，RAKT 的理想指征为不适合进行开放性肾脏移植的肥胖患者，该类患者的切口长、暴露范围大，伤口感染和相关并发症的发生率高。RAKT 通过微创的方法达到最佳的手术区域暴露，易于进入腹膜外解剖血管和吻合，可有效降低手术难度及切口并发症。

　　最初的 RAKT 采用经腹腔途径，并将移植物放置在腹腔内。这就存在两个缺点：第一，移植物在腹腔内无法固定，可能导致血管及输尿管扭曲打折；第二，一旦出现吻合口漏血或漏尿等并发症，由于腹腔空间大，会导致并发症的延迟发现。完全的腹膜外肾移植完整地复制了开放性肾脏移植技术，这将是朝着完成完整的腹膜外机器人肾移植的最终目标迈出的一步。腹膜的水密性封闭可防止术后无限制的血液或尿液泄漏到腹腔，同时放置在腹膜外间隙的移植物便于在术后进行肾脏活检，而无须担心肠道损伤。

　　RAKT 的主要挑战之一是在血管吻合期间将供肾尽可能维持在 0 ～ 4℃的环境中。早在 2014 年，Menon 等就认为有必要通过腹膜途径和局部低温来使该技术标准化。目前，各中心关于供肾冷却系统的标准尚不统一。

　　最新研究表明，包括机器人肾移植在内的肾脏移植微创技术已显示出令人鼓舞的结果，特别是在降低术后并发症的发生率、疼痛评分及切口美容效果方面，均有显著的改善，RAKT 是传统开放性肾移植手术的安全替代方案。

　　为了最大限度地提高机器人肾移植手术技术的安全性、成功率及可复制性，我们将继续钻研手术技术，重点是缩短手术时间和温缺血时间。

孙　洵　崔建春

参考文献

［1］梅骅.同种肾移植1例报告[J].新医学，1974, 5(12)：593-596.

［2］熊汝成.尸体肾移植长期存活的探讨[J].中华外科杂志, 1979, 17(5): 320.

［3］杨伯峻.列子集释[M].北京：中华书局，1979.

［4］中华人民共和国国务院.《人体器官移植条例》[EB/OL]. http://www.moh.gov.cn/newshtml/18469.htm.

［5］朱洪荫，郭应禄.肾移植[M].北京：北京出版社，1980.

［6］朱有华，曾力.肾移植[M].北京：人民卫生出版社，2017: 5-20.

［7］Armitage JM, Kormos RL. The clinical trial of FK506 as primary and rescue immunosuppression in cardiac transplantation[J]. Transplant Proc, 1991, 23(1 Pt 2): 1149-1152.

［8］Belzer FO, Southard JH. Principles of solid-organ preservation by cold storage[J]. Transplantation, 1988, 45(4): 673-676.

［9］Borel JF, Feurer C, Gubler HU, et al. Biological effects of cyclosporin A: a new antilymphocytic agent[J]. Agents Actions, 1976, 6(4): 468-475.

［10］Borel JF, Feurer C, Magnee C, et al. Effects of the new anti-lymphocytic peptide cyclosporin A in animals[J]. Immunology, 1977, 32(6): 1017-1025.

［11］Borel JF. Comparative study of in vitro and in vivo drug effects on cell mediate cytotoxicity[J]. Immunology, 1976, 31(4): 631-641.

［12］Calne RY, Rolles K, White DJG, et al. Cyclosporin A initially as the only immunosuppressant in 34 recipients of cadaveric ograns: 32 kidneys, 2 pancreases, and 2 livers[J]. Lancet, 1979, 2(8151): 1033-1036.

［13］Calne RY, White DJG, Thiru S, et al. Cyclosporin A in patients receiving renal allografts from cadaver donors[J]. Lancet, 1978, 2(8104-5): 1323-1327.

［14］Calne RY. Inhibition of the rejection of renal homografts in dogs by purine analogues[J]. Transplant Bull, 1961, 28: 65, 81.

［15］Calne RY. The rejection of renal homografts : inhibition in dog by 6-mercaptopurine[J]. Lance, 1960, 1(7121): 417-418.

［16］Carrel.La technique operatoier des anastomoses vasculaires et la transplantation des visceres[J]. Lyon Med, 1902, 98: 859-863.

［17］Dausset J, Ivanyi P, Ivanyi D. Tissue alloantigens in humans: identification of a complex system(HU-1)[M]. Denmork: Copenhagen, 1965: 51-62.

［18］Dreyfuss M, Harri E, Hofmann H, et al. Cyclosporin A and C, new metabolites from Trichoderma polysporum (Link ex Pers)Rifai[J]. Eur J Appl Microbiol, 1976, 3: 125-133.

［19］Fung JJ, Todo S. Conversion from cyclosporine to FK506 in liver allograft recipients with cyclosporine related complications[J]. Transplant Proc, 1990, 22(1): 6-12.

[20] Goodwin WE, Kaufman JJ, Mims MM, et al. Human and renal transplantation. I. Clinical experience with six cases of renal homotransplantation[J]. J Urol, 1963, 89: 13-24.

[21] Harrison JH, Merril JP, Murray JE. Renal homotransplantation in identical twins[J]. Surg Forum, 1956, 6: 432-436.

[22] Hume DM, Merril JP, Miller BF, et al. Experiences with renal homotransplanation in the human: report of nine cases[J]. J Clin Invest, 1955, 34: 327-382.

[23] Jaboulay M. Greffe de reins au pli du coude par soudures arterielles et veineuses[J]. Lyon Med, 1906, 107: 575-577.

[24] Kino T, Hatanaka H, et al. FK506, a novel immunousppressant isolated from Streptomyces. II. Immunosuppressive effect of FK-506 in vitro[J], J Antibiot(Tokyo), 1987, 40(9): 1256-1265.

[25] Kuss R, Bourget P. An illustrated history of organ transplantation: the great adventure of the century[M]. France: Laboratoires Sandoz, Rueil-Malmaison, 1992.

[26] Küss R, Legrain M, Mathe G, et al. Homologous human kidney transplantation : Experience with six patients[J]. Postgarad Med J, 1962, 38: 528-531.

[27] Küss R, Legrain M, Mathe G, et al. Homologous human kidney transplantation: experience with six patients[J]. Postgrad Med J, 1962, 38: 528-531.

[28] Küss R, Teinturier J, Milliez P. Quelques essais de greffe rein chez l, homme[J]. Mem Acad Chir(Paris), 1951, 77: 755-764.

[29] Lawler GH, West JW, McNulty PH, et al. Homotransplantation of the kidney in the human[J]. J Am Med Assoc, 1950, 144(10): 844-845.

[30] Lowry JB. The transplantation of the kidney: A review of experimental and clinical aspects[J]. Ulster Med J, 1963, 32(1): 10-20.

[31] Merril JP, Murray JE, Harrison JH, et al. Successful homotransplantation of the human kidney between identical twins[J]. J Am Med Assoc, 1956, 160(4): 277-822.

[32] Murray JE, Merrill JP, Dammin GJ, et al. Study of transplantation immunity after total body irradiation: clinical and experimental investigation[J]. Surgery, 1960, 48: 272-284.

[33] Ochiai T, Nagata M. Effect of a new immunosuppressive agent, FK506, on heterotopic allotransplantation in the rat[J]. Transplant Proc, 1987, 19(1 Pt 2): 1284-1286.

[34] Starzl TE, Fung J. Kidney transplantation under FK506[J]. JAMA, 1990, 264(1): 63-67.

[35] Starzl TH, Marchioro TL, Porter KA, et al. The use of heterologous antiplymphoid agents in renal and liver homotransplantation an human renal homotransplantation[J]. Surg Gynecol Obstet, 1967, 124(2): 301-308.

[36] Strazl TE. Introduction of Rene Kuss[J].Transplantation, 2003, 75(8): 1102-1103.

[37] Terasaki PI, Vredevoe DL, Mickey MR, et al. Serotyping for homotransplantation- Ⅵ : Selection of kidney donors for thirty-two recipients[J]. Ann N Y Acad Sci, 1966, 129: 500-520.

［38］ Todo S, Ueda Y. Renal transplantation in baboons under FK506[J]. Surgery, 1989, 106(2): 444-450.

［39］ Ullman E. Experimentelle nierentransplantation[J]. Wien klin Wochenschr, 1902, 14: 281.

［40］ Voronoy Y. Sber el bloqueo del aparate reticulo-endothelial del hombre en algunas formas de intoxicación por el sublimado ysober la transplantation del rinón cadaverico como metodo de tratamiento de la anuria consecutive a aquella intoxicacion(Article Spanish)[J].El Siglo Med, 1936, 97: 296.

［41］ Williamson CS. Some observation on the length of survival and function of homogenous kidney transplants. Preliminary report[J]. J Urol, 1923, 10: 275.

第二章

机器人肾移植手术器械介绍

第一节 达·芬奇机器人手术系统的原理与构成

达·芬奇手术机器人是一种主从式控制的腔镜微创手术系统，专为外科医生执行腹腔镜、胸腔镜等微创手术而设计，产品名称为内镜手术控制系统。本节将对达·芬奇手术机器人的有关情况作简要的介绍。

1997年7月，美国 Intuitive Surgical, Inc. 的第一代 Da Vinci 机器人（图 2-1-1）上市；2005年4月，第二代机器人 Da Vinci S（图 2-1-2）上市，并针对患者手术平台和影像处理平台进行了更改，同时医生控制平台和手术器械也有微小的变化；2009年2月，第三代机器人 Da Vinci Si（图 2-1-3）上市，提供双人操控的双主机操控台（图 2-1-4）、达·芬奇手术模拟训练器、术中荧光显影技术、单孔手术设备等；2014年3月，第四代机器人 Da Vinci Xi（图 2-1-5）上市，更新了机械臂的设计，器械的连接等。我国于 2008年7月批准了第一个达·芬奇手术机器人，为 Da Vinci S；2011年8月，Da Vinci Si 手术机器人获准注册；2018年12月，Da Vinci Xi 手术机器人获准注册。

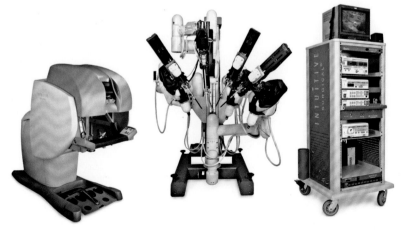

图 2-1-1 第一代 Da Vinci 机器人（引自 Intuitive Surgical）

16

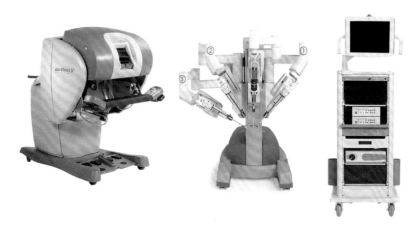

图 2-1-2　第二代机器人 Da Vinci S（引自 Intuitive Surgical）

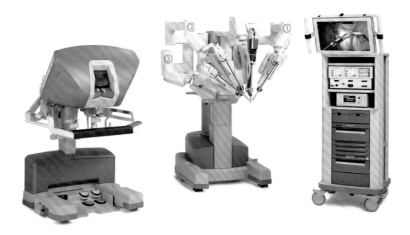

图 2-1-3　第三代机器人 Da Vinci Si（引自 Intuitive Surgical）

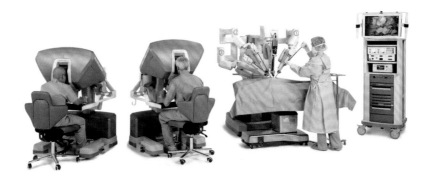

图 2-1-4　第三代机器人双主机操控台（引自 Intuitive Surgical）

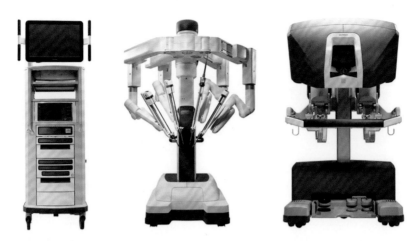

图 2-1-5　第四代机器人 Da Vinci Xi（引自 Intuitive Surgical）

二、机械原理

　　达·芬奇机器人手术系统以美国麻省理工学院研发的机器人外科手术技术为基础，经过逐步开发而成，为当今最先进的微创外科治疗平台，它使外科手术的精度超越了人手的极限（图 2-1-6），对整个外科手术观念来说是一次革命性的飞跃。它的工作原理为医生控制台中的手动控制器捕捉医生的手部和手臂动作并转换为控制信号，通过影像处理平台将控制信号传递到床旁机械臂系统中的机械臂，机械臂将接收到的控制信号转换成手术器械或者臂的运动，视觉信号流程为通过内窥镜采集经影像处理平台传入医生控制台。

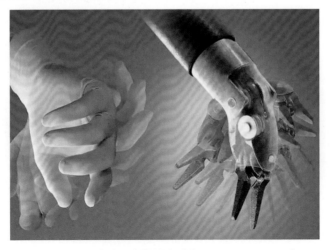

图 2-1-6　可转腕手术器械（引自 Intuitive Surgical）

三、系统构成

达・芬奇手术机器人系统标准配置包括医生操作台（图 2-1-7）、床旁机械臂系统（图 2-1-8）和视频影像系统（图 2-1-9），与内窥镜、手术器械等配套使用。

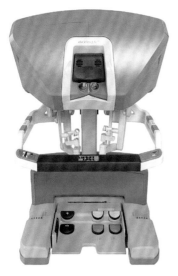

图 2-1-7　医生操作台（引自 Intuitive Surgical）

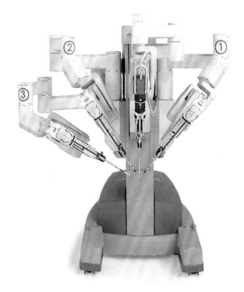

图 2-1-8　床旁机械臂系统（引自 Intuitive Surgical）

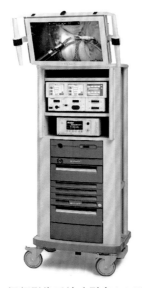

图 2-1-9　视频影像系统（引自 Intuitive Surgical）

（一）医生操作台

外科医生坐在医生控制台，通过使用手动控制器和一组脚踏板来控制手术器械和内镜的所有运动。外科医生在三维观察器上通过内镜观察患者解剖和手术器械的视图及其他用户界面特征（图 2-1-10）。一个医生控制台可以同时控制 2 个手术机械臂，还可以通过脚踏开关控制切换来实现控制镜头臂及第三个手术机械臂。配置了 2 个医生控制台的系统，则可实现有 2 名医生同时操作 4 个机械臂，其中最主要的控制部件为手动控制器。手动控制器用以捕捉外科医生的手部或者手臂动作，例如手动控制器平移 6 cm，终端器械移动的距离为 2 cm，该比例可根据实际手术情况进行调节（图 2-1-11）。

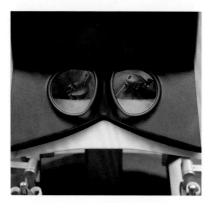 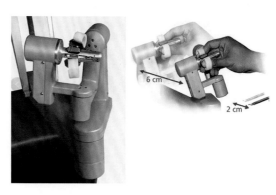

图 2-1-10　三维高清手术视野　　　　　图 2-1-11　手部动作等比例调节操控机械臂
（引自 Intuitive Surgical）　　　　　　　　（引自 Intuitive Surgical）

（二）床旁机械臂系统

患者手术平台位于手术床旁，包含 4 个机械臂，它们用来复制外科医生的动作（图 2-1-12）。镜头臂位于中间，1 号臂、2 号臂分别位于镜头臂的右侧、左侧，3 号臂可根据手术需要进行摆放，术中术者通过操作台上的机械臂转换脚踏，完成 3 号臂与 1 号臂或 2 号臂使用转换，3 号臂常用为无创抓钳，主要为显露视野、切割时使组织形成张力。为了确保患者安全，助手医生比主刀医生对于床旁机械臂系统的运动具有更高的优先控制权。

（三）视频影像系统

视频影像系统包括系统核心设备、内窥镜控制器和视频处理器（图 2-1-13）。

系统核心设备功能包括：①与医生控制台及患者手术平台进行通信。将来自各种源（例如影像处理器、外部输入）的视频信号分发到各种终端（例如触摸屏、外部输出）；②与第三方高频发生器通信，从医生控制台脚踏板启用电能量实现电凝、电灼、电切等切割、分离、止血等操作。内窥镜控制器用于为内镜提供控制和照明。视频处理器用于从内窥镜控制器获取左右视频输入信号，并将处理后的图像输出提供给系统核心。视频影像系统还具有触摸屏以观看内镜图像并调整系统设置。

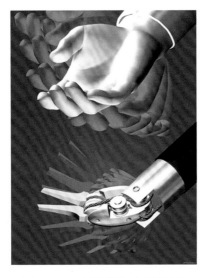

图 2-1-12　机械臂模拟手部动作
（引自 Intuitive Surgical）

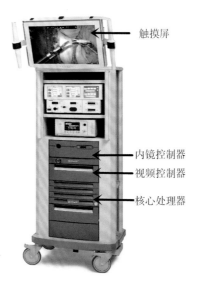

触摸屏

内镜控制器
视频控制器
核心处理器

图 2-1-13　视频影像系统组成
（引自 Intuitive Surgical）

四、达·芬奇手术机器人的技术优势

（1）达·芬奇可提供清晰放大的 3D 视野，有效手术视野范围大，并具有荧光显影技术，画质的改善有助于提高手术质量和保障患者安全。

（2）机器人操作臂较人手小，具有 7 个自由度且可转腕的手术器械，可过滤直接操作时的手部颤动，在狭窄腔体内的操作更加灵活、精准，操控范围大，腔镜下的缝合更加轻松。

（3）操作者可以坐着完成手术，不易疲劳，完成时间长、难度高的复杂手术更加轻松。可节省传统腹腔镜手术或开腹手术因显露视野需要的 2～3 名助手。

五、达·芬奇手术机器人的不足之处

（1）虽然手术机器人存在开机时自检程序，可排除绝大多数故障，但手术中出现机械故障的概率仍大于传统腔镜手术，导致机器人手术无法继续，需要转换为其他手术方式，这可能增加手术风险并延长手术时间。

（2）目前的手术机器人没有装配触觉反馈系统，即没有外科医生操作的"手感"，医生要靠视觉来弥补触觉缺失，并需要一定的学习曲线以掌握操作技巧。

（3）手术机器人虽然精确，但手术前的准备（包括麻醉时间）及手术中更换器械等操作耗时较长，总体手术时间长。

（4）目前手术机器人的购置费用和维修费用高，手术成本高。

（5）手术室需要一定面积摆放机器人系统，并提供一定空间供手术时系统摆位，所以面积太小的手术室不方便配置达·芬奇机器人。

（6）机器人替代医生会增加患者的紧张感。

（7）医护人员需要更多专业的培训。

六、结语

达·芬奇手术机器人优势在于术中更加精准地分离和切除组织，利于保护具有重要功能的结构；出血少、组织创伤和炎症反应少，利于术后快速恢复；术后粘连少、疼痛轻、止痛药用量少、住院时间缩短；创伤小、切口美观、临床满意度高；等等。但同时也由于存在相应不足，制约着其临床应用的拓展。另外，我国开展的机器人手术相对有限，数据资料不足，手术效果的评估也存在与国际不一致的情况，但多数临床医生认为是经验不足所致。普遍的观念认为随着技术的改进、经验的积累及价格的降低，机器人手术将是不可阻挡的趋势。

孙　洵　谭顺成

第二节 机器人肾移植手术器械及耗材

一、机器人肾移植手术（RAKT）器械（以 Da Vinci Si 为例）

（一）专用金属 Trocar

达·芬奇手术系统专用金属 Trocar 的腹腔端标记有"两粗一细"的横线，为直径 8 mm 的 Trocar（图 2-2-1），插入时要把粗横线置于腹壁内，避免过深或过浅（图 2-2-2）。

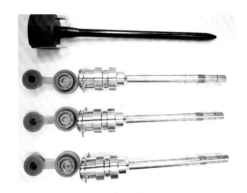 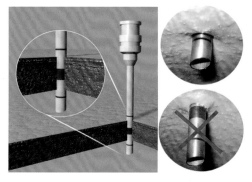

图 2-2-1 专用金属 Trocar   图 2-2-2 金属 Trocar 置入腹壁深度

（二）无菌机械臂袖套

为一次性使用的塑料薄膜袖套，无菌袖套上装载有适配器（图 2-2-3），它是机械臂（图 2-2-4）与手术器械之间的"桥梁"。

（三）专用手术器械

每把手术器械均由碟盘、轴杆（图 2-2-5）、腕关节（图 2-2-6）三部分组成。器械碟盘与无菌机械臂袖套上的适配器连接，适配器与机械臂末端腕关节滑轮组连接，基于上述两个连接，工作状态下机械臂滑轮组的运动转换为手术器械末端腕关节的运动。手术器械的使用寿命一般为 10～20 次，每次开机使用器械后系统会自动提示手术器械的剩余使用次数，次数耗尽的手术器械不能再次使用（图 2-2-7）。

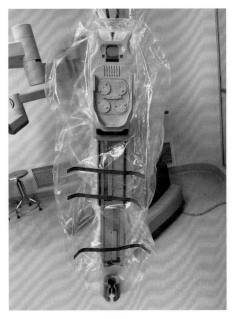

图 2-2-3　机械臂套入无菌袖套

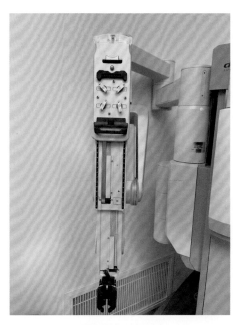

图 2-2-4　机械臂

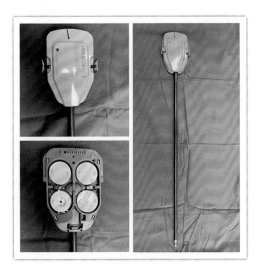

图 2-2-5　机器人器械组成

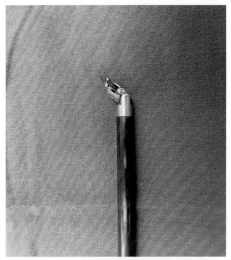

图 2-2-6　机器人器械末端腕关节

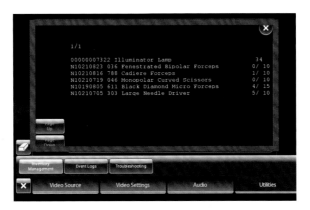

图 2-2-7　器械的剩余使用次数

（四）RAKT 常用手术器械

RAKT 常用手术器械（图 2-2-8）包括单极弯剪（图 2-2-9）、马里兰双极钳（图 2-2-10）、有孔双极钳（图 2-2-11）、无损伤抓钳（图 2-2-12）、大持针器（图 2-2-13）。

（1）单极弯剪（Monopolar Curved Scissors）：用于组织的分离和切断，是最常用的手术器械，装在 1 号器械臂。

（2）马里兰双极钳（Maryland Bipolar Forceps）、有孔双极钳（Fenestrated Bipolar Forceps）：用于组织的抓持和止血，马里兰双极钳尖端锐利，更加精细，需要注意避免损伤周围组织；有孔双极钳尖端是钝的，可以用来抓持血管，装在 2 号机械臂。

（3）无损伤抓钳（Cadiere Forceps）：多用于抓持组织，保持术野的显露，装在 3 号机械臂。

（4）大持针器（Large Needle Driver）：用于组织、血管缝合时持针。

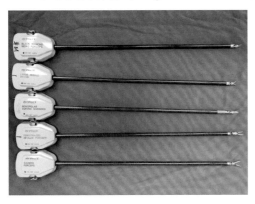
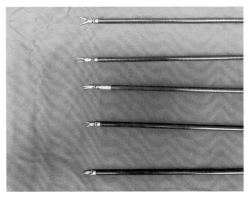

图 2-2-8　RAKT 常用手术器械

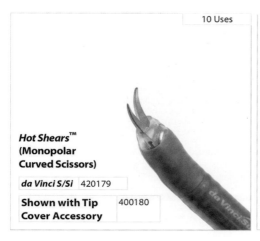

图 2-2-9 单极弯剪

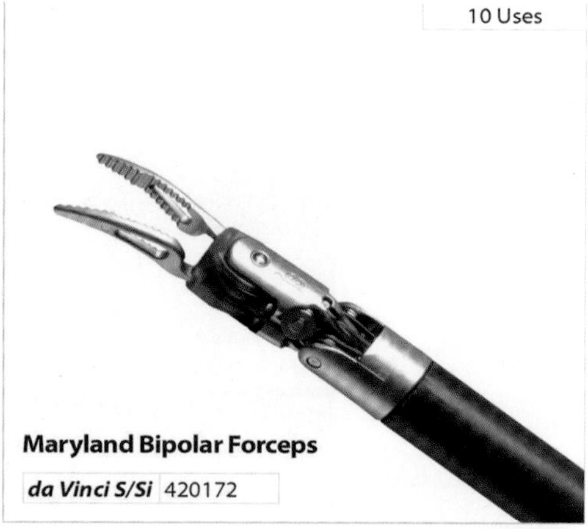

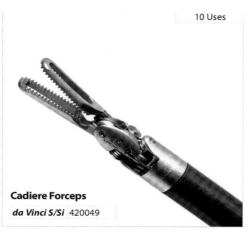

图 2-2-10 马里兰双极钳

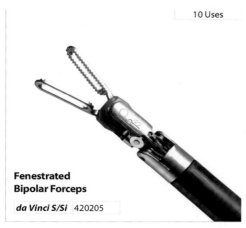

图 2-2-11 有孔双极钳

图 2-2-12 无损伤抓钳

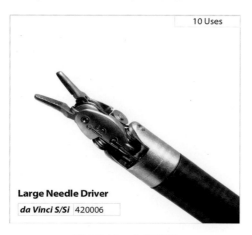

图 2-2-13 大持针器

二、机器人肾移植手术（RAKT）特殊手术器械

（一）黑钻精细镊、血管镊

黑钻精细镊（Black Diamond Micro Forceps）（图 2-2-14）、血管镊（DeBakey Forceps）（图 2-2-15）在缝合血管时用于抓持血管，尖端非常精细，能防止损伤血管并确切把持血管壁，但应避免钳夹血管内膜。

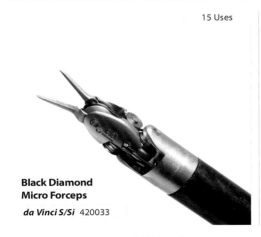

图 2-2-14　黑钻精细镊

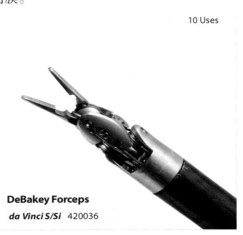

图 2-2-15　血管镊

（二）可转向的 Hem-o-Lok 施夹钳

可转向的 Hem-o-Lok 施夹钳包括钳头、钳杆和钳柄，钳头与钳杆之间设有转向关节，钳杆与钳柄之间设有旋转手柄（图 2-2-16），术中根据血管的方向及时调整 Hem-o-Lok 施夹钳的角度，使止血及结扎血管的速度和准确度都能有很大程度的提升，缩短手术时长，提高手术成功率。

（三）腔镜血管阻断夹

血管阻断夹应配合专用施夹钳使用，血管阻断夹分为直形和弯形两种（图 2-2-17），利用弹簧的力量压迫血管阻断血流，使用前须确认血管阻断夹的压力。肾移植手术中至少使用 4 个血管阻断夹，移植肾血管分支较多需根据血管数量增加血管阻断夹。

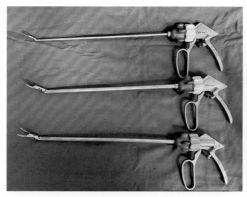

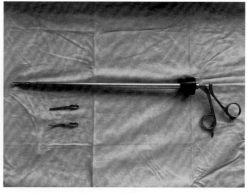

图 2-2-16　可转向的 Hem-o-Lok 施夹钳　　图 2-2-17　腔镜血管阻断夹及施夹钳

三、机器人肾移植手术（RAKT）耗材

RAKT 属于近年来的创新手术，目前尚无专用的手术耗材，如专用腔镜内肾袋、置肾通道、冷却装置等，因此我们开展 RAKT 使用自制单孔装置、自制肾袋，价格低廉、实用。

（一）自制单孔装置

使用 5.5 号小儿气管导管 2 根，头尾相连形成一个圆环（图 2-2-18）；8 号手套 1 副，手套从圆环中间穿过（图 2-2-19），将手套袖口向上翻转包裹圆环于外侧（图 2-2-20），再将另一个圆环放入翻转的手套（图 2-2-21），将袖口内翻包裹住圆环（图 2-2-22）。有学者使用 Gel POINT 装置作为移植肾置入的通道，但需将器械及镜头取出，置入肾脏后重新对接器械，过程烦琐，我们使用自制肾袋无须重新对接器械，更加简便。

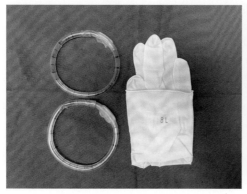

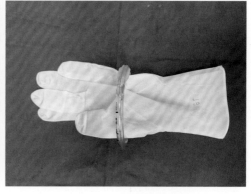

图 2-2-18　气管导管及手套　　　　　图 2-2-19　手套从圆环穿过

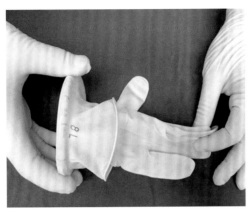
图 2-2-20　手套袖口向上翻转包裹圆环

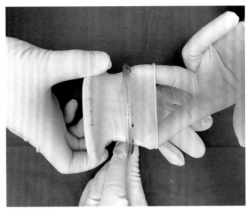
图 2-2-21　袖口内翻包裹住另一圆环

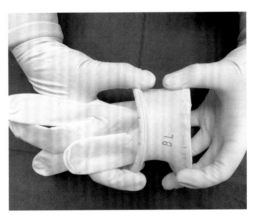
图 2-2-22　制作好的单孔装置

（二）自制肾袋

目前尚无腔镜下专用肾袋，有使用冰纱布包裹移植肾置入腹腔的报道，但在移植肾血管开放前剪开肾袋过程耗时长，且不利于置入腹腔后观察肾脏形态、方向。笔者团队采用一次性无菌腔镜套（160 cm×12 cm）自制肾袋，首先将腔镜套套口绳与橡皮筋打结（图 2-2-23），使用腔镜套口置入手套圈（图 2-2-24），收紧成大小适中的开口，一般通过 1 指（图 2-2-25），使用丝线将橡皮筋打结系紧（图 2-2-26）可让移植肾动、静脉拉出，避免输尿管一同拉出影响血管缝合，在肾袋的正上方及前方使用不同的缝线进行标记（图 2-2-27），以免放入移植肾进入腹腔内上下极颠倒，长度保留 40～50 cm，术中剪开单孔通道的手套，置入移植肾及自制肾袋后尾端从自制单孔通道内拉出，可持续加入冰屑保持移植肾低温保存，加冰结束后使用大号血管钳将手套、肾袋一起夹闭防止漏气（图 2-2-28）。

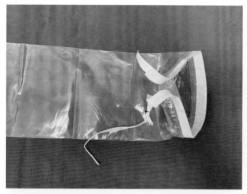

图 2-2-23　手套橡皮筋与腔镜套结扎

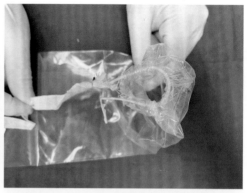

图 2-2-24　橡皮筋套入腔镜套袖口

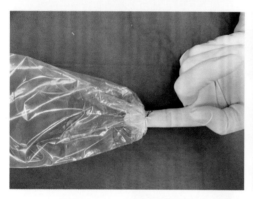

图 2-2-25　留有 1 指宽度

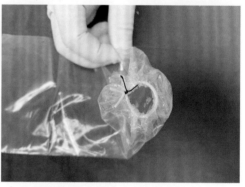

图 2-2-26　自制肾袋

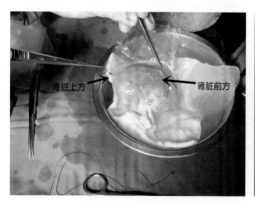

图 2-2-27　标记肾袋方向

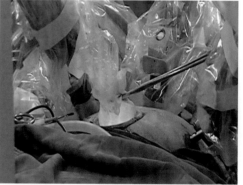

图 2-2-28　手套与肾袋一同夹闭

（三）血管缝线

常用的血管缝线为 Prolene 聚丙烯不可吸收缝合线（图 2-2-29），这种线的特点为被置入组织后保持永久的张力强度，手感顺滑易于打结，牵拉时组织摩擦力小。但 Prolene 缝线在机器人手术中易断裂，使用 GORE-TEX 不可吸收缝线（图 2-2-30）

更加安全，它是单纤维不可吸收缝合线，由聚四氟乙烯膨化后产生的具有微孔结构的膨体聚四氟乙烯材料制成，具有良好的操作手感，没有记忆性，柔韧性好，强度高，且生物相容性稳定，不会引起组织反应，具有极好的操作特性。此外，缝线针与线比例为 1 : 1，因而缝合穿过血管后线周围所留空隙较少，而且线体遇血后可发生体积膨胀，因此针眼出血相对较少。

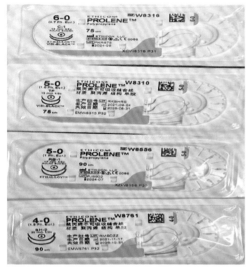

图 2-2-29　Prolene 聚丙烯不可吸收缝合线

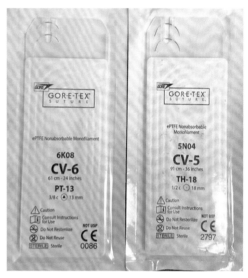

图 2-2-30　GORE-TEX 不可吸收缝线

谭顺成　崔建春

第三章

机器人肾移植麻醉管理

第一节　麻醉前评估与准备

一、麻醉前评估

肾脏是人体调节机体液体容量、电解质、酸碱平衡和血红蛋白水平的主要脏器，同时也是清除血液循环中药物和毒素的过滤器。长期慢性肾衰竭将引起全身脏器功能的改变（表 3-1-1），不同患者一般状况因病史长短不同差别较大，年轻、病史较短并接受规律透析治疗者全身状态相对较好，老年或病史较长者可能伴有其他严重系统性疾病。接受亲体肾移植的受者应在术前全面评估检查、做好充分准备后择期手术；接受捐赠肾移植的受者配型成功至手术的时间间隔有限，麻醉医师应迅速、有效地对受者进行麻醉前评估。

对肾移植预后有显著影响的合并症包括充血性心力衰竭、缺血性心脏病、高血压和糖尿病等。针对这些危险因素，肾移植术前检查必须包括十二导联心电图、全血细胞分类计数、凝血功能和血电解质，如时间允许，还应进行超声心动图、肺功能、胸部 X 线或 CT 等检查，进一步评估患者全身各系统情况。

（一）心血管系统评估

由于高容量负荷、高压力负荷和高浓度的肾素、血管紧张素，终末期肾病（end-stage renal disease，ESRD）患者最终出现高血压和心肌病，它是 ESRD 患者的重要死亡原因，约占 50%。ESRD 患者还可能存在其他心肌损害，如心包疾病和心律失常。所有 ESRD 患者在等待肾移植期间，均应定期进行心血管系统检查评估。合并心血管系统疾病者，整个围术期均应严密监测心功能及容量状况。术前详细询问患者有无心前区疼痛和活动后胸闷、气短等症状，评估运动耐量，应注意 ESRD 患者可能由于原发病影响而出现运动耐量降低。尽可能全面评估发现存在的隐匿性心脏病。存在心律失常者应连续监测心电图至术后，存在疑似心肌缺血或心肌梗死症状应监测肌钙蛋白变化。合并高血压者应详细评估心脏及其他靶器官功能。

（二）呼吸系统评估

高容量负荷使患者出现肺水肿和胸腔积液，引起低氧血症和低碳酸血症。术前应行血气分析、肺功能、胸部 X 线或 CT 等检查。

（三）血液系统评估

由于促红细胞生成素合成和释放减少，血液透析致血细胞反复丢失，ESRD 引起骨髓造血功能抑制以及铁、叶酸、维生素 B_6 和 B_{12} 缺乏等，ESRD 患者都会出现肾性贫血，通常 Hb 50 ~ 80 g/L，Hct 15% ~ 25%。ESRD 患者存在血小板功能缺陷，尤其是血小板 – 血小板和血小板 – 血管壁的相互作用，黏附功能下降，出血时间延长，但凝血酶原时间（prothrombin time，PT）和活化部分凝血酶原时间（activated partial thromboplastin time，APTT）正常。有研究表明，ESRD 患者可能同时存在促血栓状态，血栓弹力图显示凝血能力增加而纤溶能力下降，血浆中抗凝血酶 Ⅲ（antithrombin Ⅲ，AT- Ⅲ）和蛋白 C（protein C，PC）活性下降。AT- Ⅲ 和 PC 是体内最重要的生理性抗凝物质，AT- Ⅲ 能抑制凝血酶及多种凝血因子，维生素 K 依赖的 PC 系统能抑制因子 Ⅴ、Ⅷ，它们的降低将引起体内抗凝血作用减弱，使患者有发生血栓的危险。肾脏替代疗法有助于减少出血发作，但出血导致的发病率和死亡率的风险仍然存在。凝血和纤溶异常易使 ESRD 患者进入高凝状态，具有发生动脉粥样硬化性心血管疾病和血管通路壁血栓形成等血栓性并发症的风险。肾移植患者术前应全血细胞分类计数、凝血功能等，有条件可行血栓弹力图检测。

（四）内环境评估

由于肾排出水、电解质和游离酸的能力下降，患者会出现代谢性酸中毒、低钠血症、高氯血症和高钾血症。术前需行血电解质及酸碱分析。

（五）内分泌系统评估

合并糖尿病者应详细询问其日常用药及血糖控制情况，手术当日停用所有降糖药及原有胰岛素方案，改为普通胰岛素控制血糖，血糖控制目标为术前空腹血糖≤180 mg/dl（10 mmol/L），随机血糖≤216 mg/dl（12 mmol/L）。合并高血糖危象（糖尿病酮症酸中毒、高血糖高渗综合征）者，应请内分泌科医师急会诊协助处理。糖尿病能显著加快高血压靶器官损害和心脏病进程，导致围术期卒中和心肌梗死发生率大幅升高，因此对于合并糖尿病者也应仔细评估心血管系统，尽早发现隐匿性心肌缺血。与非糖尿病患者相比，糖尿病患者自主神经病变发生率高，表现为心率增快和血压升高。应注意评估糖尿病对其他靶器官功能影响。

所有患者均应检查甲状腺及甲状旁腺功能，评估是否合并继发性甲状旁腺功能亢进。

ESRD 可能引起脂类代谢变化，如有保护作用的高密度脂蛋白减少、甘油三酯浓度增高等。

（六）其他评估

ESRD 可引起胃排空时间延长，胃酸分泌量增加、pH 下降。研究发现长期透析的患者出现胃节律紊乱及平滑肌电活动失调。因此，无论术前禁食时间多长，所有拟行肾移植手术的患者均应做饱胃处理。特别是合并糖尿病的患者，有一半的患者胃容量超过 0.4 ml/kg。此外，ESRD 患者还存在中枢神经病变、周围神经病变和骨质疏松等。

由于透析频率及末次透析液体平衡的影响，患者可能存在容量不足或过多，应根据术前体质量与"干重"（即透析患者在正常水平衡条件下的体质量）的差值及皮肤和球结膜状态进行评估。存在严重血管内容量过多、高血钾（血清钾＞6 mmol/L）或严重酸中毒者应在术前行血液透析治疗。

表 3-1-1　终末期肾病（ESRD）患者各系统病理生理改变

受累系统	病理生理改变
心血管系统	高血压
	冠状动脉粥样硬化性 / 缺血性心肌病
	尿毒症性心包炎
	心律失常
呼吸系统	肺水肿
	胸腔积液
血液系统	贫血
	血小板功能异常
	血栓风险

续表

受累系统	病理生理改变
内环境	代谢性酸中毒
	低钠血症
	高氯血症
	高钾血症
内分泌系统	糖尿病
	脂代谢异常
	继发性甲状旁腺功能亢进
其他	胃排空时间延长
	中枢神经病变
	周围神经病变
	骨质疏松

二、肾移植麻醉的术前准备

充分的术前准备对保障术中患者安全非常重要，主要的措施如下。

（1）了解患者的心、肺、肝、肾功能及电解质、凝血机制的情况并尽可能纠正。长期透析的 ESRD 患者，其患有心血管疾病的风险是正常人的 10 ~ 30 倍，超过 50% 的透析患者死于心血管疾病。因此，术前对心功能的评估非常重要。对于非糖尿病的年轻患者，术前检查心电图和常规的超声心动图即可；而对于长时间患有糖尿病的 ESRD 患者，则需行超声心动图负荷试验或行心导管检查。高血压的严重程度与肾移植的成活率呈负相关，因此，高血压患者术前应给予 ACE 抑制剂或血管紧张素 II 受体拮抗剂等药物，使血压控制在 140/90 mmHg 水平以下。高危心脏病患者围手术期主张使用 β 受体拮抗剂；糖尿病患者手术当日必须停用口服降糖药，以免术中发生低血糖。合并高血压者至少提前 1 周进行药物治疗，血压控制目标为＜ 130/80 mmHg（1 mmHg=0.133 kPa）。手术当日暂停使用血管紧张素转换酶抑制剂和血管紧张素受体拮抗剂，其他长期应用的心血管药物如 β 受体拮抗剂、钙通道拮抗剂和他汀类药物等，围术期应继续应用。急诊肾移植时，如患者血压＞ 180/100 mmHg，应在有创动脉血压监测下谨慎控制性降压，调整至 140/90 mmHg 左右；如患者血压＞ 180/100 mmHg 并伴有心力衰竭或其他心血管系统损害，应请心血管内科医师急会诊协助处理。

（2）术前 24 h 进行血液透析，使血钾降到正常范围（3.5 ~ 5.5 mmol/L），若血钾浓度＞ 6 mmol/L 应推迟手术。

（3）纠正酸中毒。

（4）合并高血压、水钠潴留及心功能不全患者，术前进行饮食、药物控制。例如，采取强心利尿、减轻前、后负荷等手段改善心功能。

（5）伴有严重贫血、低蛋白血症、出血倾向者，术前纠正贫血，给予促红细胞生成素以纠正贫血，使 Hb 达到 120 g/L 左右。必要时输血，应输注去白细胞的血制品。

（6）合并有不同程度感染者，应注意控制和预防感染。除非紧急情况，通常都要在充分准备后才能考虑手术和麻醉。

第二节　麻醉方法及药物选择

一、麻醉方式选择

机器人肾移植手术需在气腹状态下施行，且需将患者置于特殊体位，这可能导致机体病理生理的改变。麻醉目标是在提供手术必需的镇静、镇痛及肌松条件下，尽可能维持血流动力学稳定及移植肾良好灌注，因此首选气管内插管全身麻醉。

二、麻醉药物选择

麻醉药物选择应避免应用任何具有潜在肾毒性的药物，主要药物如下。

（一）镇痛药

芬太尼类镇痛药（包括芬太尼、舒芬太尼、阿芬太尼和瑞芬太尼）均可安全应用；芬太尼是早期肾移植手术常用的镇痛药物，芬太尼主要在肝脏代谢，大量研究显示芬太尼的药代动力学在肾功能不全患者没有变化，因此临床上芬太尼可以安全应用于肾移植患者。瑞芬太尼是一种短效阿片类镇痛药，其代谢不受血浆胆碱酯酶及抗胆碱酯酶药物的影响，不受肝、肾功能及年龄、体重、性别的影响，主要通过血浆和组织中非特异性酯酶水解代谢，长时间输注给药或反复注射用药其代谢速度无变化，体内无蓄积，是肾移植手术理想的镇痛药。有研究显示瑞芬太尼麻醉诱导用于肾移植手术血流动力学更加稳定，患者呼吸恢复的时间、睁眼的时间、拔管的时间及定向力的恢复时间均短于舒芬太尼组。也有研究显示在肾移植手术中靶控输注舒芬太尼或瑞芬太尼复合丙泊酚，都可以能达到满意的麻醉效果，且两组方法对于肾移植之后肾功能的恢复没有不利影响。有学者比较了芬太尼和瑞芬太尼在活体供肾移植患者中的应用，比较两种药物对患者肾功能的影响，结果发现应用瑞芬太尼的患者在手术开始时在没有应用利尿药的情况下，尿量多且快，结果显示瑞芬太尼可能比芬太尼更加适合在肾移植患者中应用。有学者对于阿片类药物对 ATP 耗竭的近端肾小管上皮细胞的影响研究显示：阿片类药物，吗啡、芬太尼和布托啡诺可能在肾缺血时都具有一定保护作用。吗啡、羟考酮和哌替啶因其依赖肾脏清除，应避免使用。

（二）咪达唑仑

咪达唑仑作为最常用的苯二氮䓬类镇静药物有其独特优势，半衰期比较长，约 2.5 h，具有镇静催眠、抗焦虑、抗癫痫等作用，在临床上主要用来静脉注射进行全麻诱导。但大剂量使用会苏醒延迟，尤其对肝肾不全患者影响更大，应用于肝肾功能不全患者时恢复延迟，故在临床中应酌情减少了该药用量。咪达唑仑药代学已在健康志愿者做过研究，它有一个相对较短的分布半衰期和消除半衰期，相对较大的分布容积和高的血浆清除率。药物经过肝脏生物转化成羟基代谢产物，它和原型药相比药物活性降低。这是肾脏排泄最小的活性药物。咪达唑仑的药理学特征（药代动力学）使它适合于慢性 ESRD 患者的镇静和催眠使用。咪达唑仑经过肝脏生物转化形成至少 3 种含羟基代谢产物，而且因为大多数的肝药物氧化在肾脏疾病患者并不发生改变，肾脏疾病在肝脏清除咪达唑仑方面几乎没有影响。但因咪达唑仑易导致部分患者术后认知功能障碍，临床上应酌情使用。

（三）丙泊酚

丙泊酚是临床上最常用的镇静药物，具有诱导快苏醒快的优点，药物的起效半衰期为 2 ~ 4 min，持续输注之后没有药物蓄积作用，可以安全地应用于麻醉的诱导和维持阶段。丙泊酚在肾移植患者也有大量的临床研究，在靶控输注丙泊酚时，肾移植患者麻醉诱导平稳。有研究表明，丙泊酚静脉用于 ESRD 患者时，有其独特的优点即血浆清除率几乎没有改变，肾衰竭患者使用丙泊酚是安全有效的，但要注意使用剂量，否则会引起血流动力学的波动。随着给药技术的发展，TCI 输注丙泊酚逐渐成为肾移植手术给药方式，可控性高，能及时改变血浆或效应室浓度，实现输注中断后的补偿。大量研究表明丙泊酚 TCI 用于肾移植患者全麻诱导时，麻醉深度可控性强，能有效减轻气管插管引起的机体应激反应，维持血流动力学稳定。有动物实验研究发现丙泊酚对于高血糖引起的缺血再灌注损伤产生过量的氧自由基具有抗氧化作用，并可以减轻炎症反应。丙泊酚能通过抑制氧化应激预防肾缺血再灌注损伤。

（四）依托咪酯

依托咪酯具有作用时间短、起效快，对呼吸和循环抑制比较轻的特点，在静脉麻醉药物中，依托咪酯是已知的对于心血管系统干扰比较小的药物。但是依托咪酯也有其不良，大量研究资料表明依托咪酯静脉注射可以引起肌肉痉挛，或者发生肌肉震颤，其发生率高达 30% 以上。不良反应的发生率取决于依托咪酯的使用剂量和静脉注射的给药速度，以及个体的差异性。依托咪酯和其他静脉麻醉药相比，有其独特优点，麻醉诱导期间血流动力学比较稳定，特别适合于高龄、心功能不稳定、高血压、休克患者。有研究表明长时间大剂量静脉输注依托咪酯可以抑制肾上腺皮质功能，对肾衰竭患者不利。但也有研究显示依托咪酯单次注射或短期输注，用于麻醉诱导对肾上腺皮质功能抑制影响不大。资料表明依托咪酯对肾上腺皮质功能有抑制作用，可减少皮质醇的释放，从而防止应激过度，因此可能对机体是有利的。目前还没有足够的数据和资料证明依托咪酯对于移植术后肾功能有不良影响。

（五）吸入麻醉药

吸入麻醉药很多包括七氟烷、异氟烷、地氟烷等，不同的吸入麻醉药对于肾脏的影响是不同的。

七氟烷是一种起效迅速的吸入麻醉药，主要作用于大脑中枢神经，其血气分配系数低，可以迅速达到需要的麻醉深度。在体内分布达到平衡后，七氟烷在中枢神经系统内的分压与其在其他组织内的摄取和分布无关。由于其在血浆中游离度较高，在停止吸入后可迅速由呼吸系统排出，是临床上经常使用的吸入麻醉药。有研究发现肝硬化患者在麻醉和手术后易发生肾功能不全。然而，七氟烷是否对肝硬化患者的肾功能有不良影响尚未达成共识，Song JC 等将 200 例接受肝切除手术的患者随机分为丙泊酚或七氟烷组，评估七氟烷或丙泊酚对肾功能的影响，结果发现，七氟烷似乎并不对肝硬化患者肝切除术后的肾功能产生损害。一项前瞻性研究比较了两种不同的吸入药物（七氟烷和地氟烷）对肾移植患者术后肾功能影响，发现手术前及术后肾小球滤过率、血清肌酐、NGAL 蛋白、白细胞介素 -1 等指标两组比较没有统计学差异，证实七氟烷和地氟烷对于移植肾的功能没有不利影响，是可以安全地应用于肾移植手术供体和受体的麻醉药。静脉麻醉药或手术应激可能导致肾功能损害或肝功能损害。有研究者比较了温和的持续低流量七氟烷和全凭静脉麻醉对肝、肾功能的影响，结果发现血清 BUN 和 Cr、尿糖均在正常范围内，肾功能和肝功能在试验组与对照组之间没有显著差异。这些结果表明，中度持续低流量七氟烷和异丙酚静脉麻醉肾和肝的作用是相似的。肾缺血再灌注（I/R）损伤是急性肾脏炎症和细胞凋亡的主要原因，而挥发性麻醉药在体内和体外对肾脏损伤有明显的保护作用。Liang Y 等对于异氟烷的动物实验发现异氟烷预处理抑制肾脏 NF-κB 活化，导致肾脏和循环中炎性分子（高迁移率族蛋白 1、白细胞介素 -1β 和肿瘤坏死因子 α）的减少。此外，异氟烷预处理的大鼠具有较高的 Bcl-2/Bax 比和较少的裂解 caspase-3。研究表明，与临床相关浓度的异氟烷预处理减轻肾 I/R 损伤，至少部分基于其调节肾脏炎症和细胞凋亡的能力。哥伦比亚大学的研究同样发现异氟烷可以保护肾缺血再灌注损伤，其机制是挥发性麻醉药异氟烷对肾缺血再灌注损伤的肾小管 TGF-β1β 释放。腺苷是一种强大的细胞保护作用的分子，TGF-β1 产生的 β 异氟烷诱导肾小管 ecto-5'- 核苷酸酶（CD73）和腺苷对肾缺血再灌注损伤有保护作用。异氟烷诱导新的 CD73 合成和在培养的肾小管细胞和小鼠肾脏腺苷生成增加。因此，异氟烷导致 TGF-β 肾小管 CD73 和腺苷生成 β1 依赖的感应保护肾缺血再灌注损伤。这种途径的调制可能有重要的治疗意义，从而减少发病率和死亡率所产生的缺血性急性肾损伤。安氟烷代谢产生的氟离子与术后肾功能损害相关，应避免应用。

（六）神经肌肉阻滞药

ESRD 患者反复应用神经肌肉阻滞药，均能不同程度延长肌松作用。早期的肌松药主要为维库溴铵，主要在肝脏代谢，经过肾脏排泄，有报道指出维库溴铵的半衰期在肾功能不全患者中明显延长，并且多次给药之后容易导致药物蓄积，肌力恢复慢。顺阿曲库铵是中时效非去极化肌松药，既具备阿曲库铵的代谢特点和肌松时效，又具有维库溴铵对心血管影响小的优点，是较为理想的非去极化肌松药。目前在国外已逐步替代维库溴铵和阿曲库铵而安全地用于临床麻醉，包括小儿、老年患者和肝肾功能不全、严重心血管疾病患者。顺阿曲库铵是阿曲库铵半同分异构体，效价约为阿曲库铵的 3 倍，半衰期短，经血浆胆碱酯酶降解或 Hofmann 消除，其体内清除对肾脏依赖性低。有研究表明，顺阿曲库铵清除率、消除半衰期在 ESRD 患者与肾功能正常患者的临床应用中无差异，且无组胺释放作用，临床应用更安全。与阿曲库铵相比较，顺阿曲库铵的 Hofmann 消除率占总消除率的 77%，其对肾脏的依赖性很小，但 Hofmann 代谢的最终产物之一劳丹碱（laudanosine）需经肾脏排出，在 ERSD 患者中仍有可能发生蓄积。且劳丹碱有中枢神经系统兴奋作用，如果其血浆浓度过高会诱发惊厥。种种研究表明，顺阿曲库铵可安全地用于肾功能不全患者的手术麻醉中。有研究者比较了顺阿曲库铵和阿曲库铵两种肌松药在肾移植患者中的药效方面、插管和维持剂量，发现在肾移植手术中的血流动力学稳定性和安全性方面，顺阿曲库铵的效果更好，尽管价格更昂贵，顺阿曲库铵在一些终末期肾脏疾病（ESRD）合并冠状动脉疾病的患者提供了非常稳定的血流动力学。快速序贯诱导时，如患者血清钾在正常范围内，可应用琥珀胆碱或罗库溴铵。舒更葡糖钠是罗库溴铵的特异性拮抗剂，因其与罗库溴铵结合产物 100% 经肾脏清除，因此不应用于 ESRD 患者。米库氯铵也可用于肾移植手术，但由于 ESRD 患者通常血清胆碱酯酶水平降低，可能导致肌松作用显著延长。不推荐使用长效且主要经肾脏代谢、存在累积作用的泮库溴铵。

（七）右美托咪定

右美托咪定（Dex）是一种新型的高选择性 α_2 肾上腺素受体激动药，自 1999 年美国食品药品监督管理局批准 Dex 用于 ICU 患者及术前术中镇静以来，Dex 在临床上应用越来越广泛。本品具有镇静、镇痛、抗焦虑、抑制交感神经活性、稳定血流动力学、减少麻药用量、呼吸抑制轻等特点。随着它的广泛研究在肾移植患者中的应用也越来越广泛。右美托咪定显著降低丙泊酚和呼气末吸入麻醉药和镇痛药的需要量，早期移植肾功能（动脉开放，移植后 24 h 尿量、血肌酐水平）等没有不良并发症。有研究报道围术期使用右美托咪定对亲属活体肾移植供体剩余一侧肾脏的肾功能具有一定的保护作用，其机制可能与右美托咪定抑制 RASS 有关，也可能是右美托咪定能降低应激反应，减少炎性因子释放，进而产生肾脏保护作用。肾移植围术期持续泵注右美托咪定能有效保护围术期肾功能，机制可能与减少伤害性刺激引起的促炎性细胞因子的生成，减轻缺血再灌注所致的肾损伤有关。目前发现右美托咪定在肾缺血再灌注过程中可通过激活沉默信息调节因子 2 相关酶 3 和磷脂酰肌醇 3 激酶/蛋白激酶 B 相关通路、抑制聚 ADP 核糖聚合酶和核苷酸结合寡聚化结构域样蛋白 3 炎性体的过度活化、抑制酪氨酸激酶 Janus 家族 2 蛋白/信号传导及转录激活因子和高迁移率族蛋白 1/Toll 样受体 4 通路等进行抗炎、抗氧化以减轻线粒体损伤，提供肾保护作用。

右美托咪定还有利尿作用，可安全用于肾移植手术。

第三节　术中管理

一、麻醉诱导期的管理

患者入室后常规监测吸氧，开放静脉通路，留置18号留置针，注意保护动静脉瘘。

由于 ESRD 患者常存在尿毒症性神经功能障碍或合并糖尿病，消化道蠕动减缓、胃排空延迟，如为急诊手术，可能存在禁饮、禁食时间不足，因此肾移植麻醉诱导均应按照饱胃状态进行，采用快速序贯诱导加环状软骨按压。

如果患者术前存在高血压，那么麻醉诱导和气管插管时血压和心率的波动可能会比较剧烈。这些患者中 CAD 和心肌缺血发病率很高，因此诱导时应严格控制心率和血压的波动，以减少心肌缺血的发生。有几种方法可用于控制麻醉诱导时的心率和血压。中等或大剂量的阿片类药，例如芬太尼，可抑制咽喉镜置入时的反应，但是如果不用血管收缩药，血压通常很难维持。近年来，短效阿片类药瑞芬太尼可有效地控制心率，并且可通过调控输注速度快速调节麻醉深度。短效 β 受体拮抗剂艾司洛尔（0.5 ~ 1.0 mg/kg）被用来防止气管插管时血流动力学反应，对左室射血分数正常的 ESRD 患者来说，不失为一个理想的药物。也可以静脉使用利多卡因、硝酸甘油等来减轻插管时的应激反应。

琥珀酰胆碱对 ESRD 患者并非绝对禁忌。据报道，超过 20% 的 ESRD 患者不论是否接受透析，其血浆胆碱酯酶的活性仍低于正常。无论腹膜透析、血液透析或不透析，患者在接受插管剂量的琥珀酰胆碱后，都没有出现肌松时间延长的现象，除非患者还合并血浆胆碱酯酶异常。无论是否合并 ESRD，给予插管剂量的琥珀酰胆碱后，血清钾水平都会增高约 0.6 mmol/L。这种程度的增高一般患者可以耐受，甚至在血清钾超过 5 mmol/L 时，也不会增加心脏发病的风险。如血清钾在正常范围内可使用琥珀胆碱或罗库溴铵（0.8 ~ 1.2 mg/kg）。

二、麻醉维持

应用静吸复合麻醉维持，滴定给药及麻醉深度监测能保证在维持充足麻醉深度的基础上最大限度地保证血流动力学稳定，减少药物对心血管系统的抑制作用，并有利于术后早期脱机拔管。

患者仰卧。消毒、铺单后，医师向腹腔内充入二氧化碳气体，气腹压力不能超过 20 mmHg。术中机器人推车从脚端进入，患者处于头低位（图 3-3-1、图 3-3-2），注意保护患者，以防止机器人手臂移动不慎撞击到患者。机器人启动后，不能改变患者身体位置。当发生气道或麻醉意外时，手术小组应该能够快速退出机器人设备。由于腹腔镜手术需要二氧化碳气腹，所以术中可能需要调节呼吸机参数使呼气末二氧化碳处于正常范围。

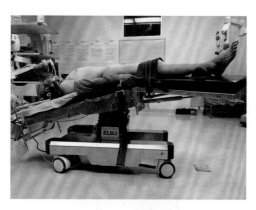

图 3-3-1　患者体位

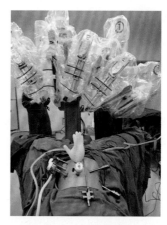

图 3-3-2　对接机器人

术中由于气腹压、头低位等的影响，可能导致气道压增高、高碳酸血症、低氧血症、眼内压增高、颅内压增高、下肢灌注压下降和体位损伤等。高碳酸血症、低氧血症可采用肺保护性通气策略，潮气量 6 ml/kg 和 PEEP 5 cmH$_2$O，每 30 min 给予一次容量肺复张，肺复张采用容控通气模式，设定 Peak 上限 40 cmH$_2$O，设置 VT 6 ml/kg，PEEP 15 cmH$_2$O，VT 按照每次 4 ml/kg 递增至气道平台压为 30 cmH$_2$O，维持呼吸 3 ~ 5 次；维持 PET CO$_2$ 35 ~ 45 mmHg。有文献报道"允许性高碳酸血症"，即在小潮气量与低分钟通气量，允许 PaCO$_2$ 适度升高，允许一定程度的呼吸性酸中毒的存在，避免气压伤。然而 PaCO$_2$ 最高能到多少以及允许维持多长时间并没有确切标准，有学者所进行的研究中报告 PaCO$_2$ 和 PH 水平（平均最大 PaCO$_2$ mmHg，平均 pH 7.2），反映了在该技术机构中观察到的典型水平。一般机械通气情况气道压不宜超过 30 cmH$_2$O，否则会引起肺损伤。

由于 ESRD 患者术前均存在不同程度贫血，能够耐受轻度贫血，且肾移植手术通常出血量较少，加之输血可能增加急性排斥反应的发生，因此术中应采用限制性输血策略。

当髂血管阻断钳开放，移植肾恢复灌注时会发生低血压。由于移植肾的功能高度依赖于灌注压，因此应尽力避免明显低血压的发生。移植肾血流开放前应注意：①使用晶体液及胶体液进行补液扩容治疗，确保血容量充足，有利于移植肾功能早期恢复，同时也应警惕容量负荷过重引起急性左侧心力衰竭、肺水肿。②复查动脉血气分析，静脉应用碳酸氢钠纠正酸中毒，减少酸中毒对移植肾功能的不良影响；如存在高钾血症应予以纠正；应密切观察，及时通过补液及应用血管活性药物维持循环稳定，避免低血压造成移植肾灌注不足，同时应严密观察尿量。

普遍认为强效的 α 肾上腺素能受体激动药，如去氧肾上腺素，应该作为最后的选择。因为动物模型研究表明，移植器官的血管对拟交感神经药物更加敏感，并可能因此引起移植肾血流量的减少。

活体肾移植后可立即出现尿量的比例＞ 90%，而捐赠肾仅在 40% ~ 70%。在缝合伤口的后期，如果发现尿量减少，强烈提示移植肾血管或输尿管受到挤压或侵犯。如果术中能立即行超声检查，即可探测肾动 - 静脉吻合口处的血流量以了解吻合情况。术中除了维持足够的灌注压之外，还经常使用甘露醇、袢利尿剂，偶尔也使用多巴胺来增加尿量，尽管用药依据存在争议。

甘露醇可自由透过肾小球，但不能被肾单位重吸收，因此可产生渗透性利尿，同时还可以保护肾小管上皮细胞。通常在取肾前给供体输注，以及开放移植肾动脉前给受体输注，这样可以减少缺血 - 再灌注损伤，同时在移植肾内产生渗透性利尿。大多数移植中心都采用相对低剂量的甘露醇，通常为 0.25 ~ 0.5 mg/kg，且很少引起电解质紊乱。术中使用甘露醇可以防止肾功能恢复延迟。

袢利尿剂主要作用为阻断髓袢细段升支上的 Na$^+$/K$^+$ 通道，抑制该段肾单位对电解质的重吸收。高渗的尿液流向远端肾小管，阻止远端小管对水分的重吸收，因此可以产生大量的等渗尿液。虽然袢利尿剂主要用于增加尿量，但也有明显的防止少尿（＜ 400 ml/d）的作用。

"肾剂量"或低剂量的多巴胺 2 ~ 3 μg/（kg·min）通常用于激动肾血管床的 DA1 型多巴胺能受体，引起血管扩张和尿量增加。一些小样本试验发现，肾移植手术期间小剂量多巴胺可以增加尿量和促进肌酐清除，但是也有其他研究认为多巴胺并无上述作用。术中使用小剂量多巴胺之所以受到质疑，是因为新移植的去神经支配肾可能并不像正常肾一样有反应。多普勒超声检查发现多巴胺剂量在 1 ~ 5 μg/（kg·min）时，移植肾血流量并没有明显的改变。

三、术中监测及血流动力学管理

（一）术中监测

根据美国麻醉医师协会标准，常规进行心电图、脉搏血氧饱和度、无创血压、呼气末二氧化碳和体温监测；存在心血管系统合并症者应进行连续有创动脉血压监测；可应用基于脉搏轮廓的微创血流动力学监测，如 FloTrac-Vigileo 系统、脉搏轮廓温度稀释连续心排量测量技术等，有利于术中进行血流动力学调控；当患者存在难以评估容量情况、心功能较差、循环功能障碍、预计术中出血较多或手术时间较长时，应进行中心静脉压监测；存在严重肺动脉高压、左心衰竭或右心衰竭和严重冠状动脉粥样硬化性心脏病时，可放置肺动脉漂浮导管或经食管超声心动图进行监测。术前、术中和术后均应监测动脉血气分析。

（二）血流动力学管理

肾移植围术期麻醉医生需要对 ESRD 患者的循环容量水平仔细评估，制订出合理安全的容量管理方案，保障患者的快速康复。近年来，随着监测技术及理念的进步，肾移植围术期液体管理正逐渐向更安全、更方便、更合理、更精确的方向发展。

在手术过程中，为了确保移植结束时器官功能的迅速恢复，确保患者具有适当的血容量状态和同步的血流动力学反应是至关重要的。

麻醉手术中基础监测指标包括血压、心率、尿量、皮肤灌注等，其敏感性较差，仅作为液体治疗时参考的辅助指标。静态指标包括中心静脉压（central venous pressure，CVP）和肺动脉楔压（pulmonary arterial wedge pressure，PAWP）等。动态指标囊括每搏输出量（stroke volume，SV）、心排血量（cardiac output，CO）、每搏输出量变异度（stroke volume variation，SVV）、脉压变异（pulse pressure variation，PPV）、左室舒张末期容量（left ventricular end diastolic volume，LVEDV）、肺毛细血管通透指数（pulmonary vascular permeability index，PVPI）、

全心射血分数指数（global ejection fraction index，GEFI）、心脏功能指数（heart function index，CFI）、体循环血管阻力（systemic vascular resistance，SVR）等。

1. 中心静脉压

中心静脉压（CVP）引导的容量输注是肾移植的传统方法，是传统肾移植术中判断容量状态和指导液体管理的主要监测指标。

2. 血压

血压（BP）是保证移植肾灌注量的前提，尤其是在开放血液灌注之前受体的血压，关系到移植肾在经历一系列的缺血事件之后重新恢复正常代谢的过程，适当的血压就能保证充分地携带有氧血液灌注，有利于移植肾功能的恢复，因此肾移植围手术期应尽量避免低血压的发生。有学者推荐肾移植围术期患者动脉收缩压（systolic blood pressure, SBP）应维持在 130 ~ 160 mmHg 水平，有研究发现收缩压动力学的标记模式可能有助于在手术中识别 DGF，即收缩压（SBP）的变化曲线上有一个标记 DGF 呈圆形，即刻移植物功能组呈半圆形。在 DGF 组，移植肾再灌注时收缩压变化较基线值更高 [–3.16%（SD，23.37%）vs –12.84%（SD，23.37%）；P =0.047]，在手术结束时 [–5.83%（SD，26.21%）vs –3.26%（SD，21.81%）；P =0.047]，麻醉结束时 [11.81%（SD，29.77%）vs –1.26%（SD，21.87%）；P =0.01]。术后肾动脉阻力指数 DGF 组较高 [0.75（SD，0.10）vs 0.69（SD，0.08）；P =0.07]。当发现这种收缩压模式时，在手术后期间应避免过多的液体治疗，防止医源性高血容量导致进一步移植损害。器官功能更依赖于血液流动而不是血压。血液流动的主要目标是氧气运输，这是移植肾正常运转的必要条件。高血压意味着更高的全身血管阻力，假设在这种情况下区域流动的轻微增加可能导致生化反应、细胞损伤、内皮功能障碍、凝血因子和白细胞黏附、局部炎症、微小血栓形成、器官损伤。但无论如何，维持血压稳定的主要措施是保持合适的血管内容量，因为根据 Starling 定律，在一定的前负荷范围内，回心血量越多，心室舒张末期容积越大，心肌收缩力越强，相应的心输出量就越多。但如果心脏前负荷增加到一定程度，到达心功能曲线的平台段时，此时的液体治疗反而会导致右心过负荷，甚至导致肺水肿等严重后果。ESRD 患者大多存在心肌损害、心功能降低，在此情况下，心功能曲线将发生右移，心脏耐受前负荷的能力也将随之下降。因此，对心脏前负荷的评估是极其重要的。

3. 平均动脉压

平均动脉压（MAP）是器官灌注的重要参数，在临床实践中可作为反映肾脏灌注的指标。而平均动脉压是由心输出量、全身血管阻力和微动脉水平的临界关闭压决定，上述每一个因素均受全身多个机制的调制，并受局部调控机制的影响。经典的生理学研究表明在较低的平均动脉压水平（MAP > 50 ~ 60 mmHg）可以维持肾血流的自动调节，也有学者认为当平均动脉压（mean artery pressure，MAP）处于 80 ~ 125 mmHg 时，移植肾充盈情况最佳，见尿时间最短，认为 MAP 是移植肾血流灌注的决定因素。但回顾性数据显示，术中 MAP < 55 mmHg 与术后急性肾损伤和心肌损伤相关，而 MAP 维持在 ≥ 80 mm Hg 的慢性高血压患者较少需要肾脏替代治疗。最近一项关于肾移植受者生化结果的研究，术中使用液体和多巴胺，未发现 MAP 在 95 ~ 131 mmHg 的患者肌酐水平有差异。然而，这些联系并不意味着增加 MAP 就能恢复肾脏功能。评估肾脏微循环的最佳测量方法尚不清楚，也不清楚在不同的医疗条件下，哪种个体化 MAP 可以预防急性肾损伤。

4. 尿量

尿量是肾脏再灌注后立即预测移植物功能的最常用的指标之一，但不能单独评估液体治疗效果，应和 CVP、MAP 等监测指标联合判断容量状态。

5. 肺动脉导管

肺动脉导管（pulmonary arterial catheters，PAC）被许多人认为是测量心输出量的金标准（图 3-3-3），很多研究将其用于指导危重患者围术期目标导向液体治疗，发现其能改善危重患者的预后。Berlauk 等将 PAC 用于优化外周血管手术患者血流动力学和指导输液，结果发现进行 PAC 监测的患者术中不良事件发生率、术后早期移植物血栓形成率和总体死亡率均明显低于对照组。但也有研究发现 PAC 监测并不降低患者围术期死亡率，并且可能会导致术中并发症发生率增高。目前关于 PAC 使用的争议很多，随着监测技术的改进，准确度较高的微创心输出量监测器如食管多普勒等的使用越来越多，人们关注的焦点也从优化心输出量逐渐转移到优化容量治疗，PAC 在目标导向液体治疗（goal-directed fluid therapy，GDFT）中的应用越来越少。许多目标导向液体治疗的研究中使用了动脉波形分析仪，主要用于治疗重症患者。

6. 经外周动脉连续心排量监测

Benes 等使用 FloTrac Vigileo 系统（图 3-3-4）监测 SVV 来指导择期行腹部手术患者术中的液体管理，维持 SVV 低于 10%，结果发现这种方法能使术中血流动力学更加稳定，手术结束时血乳酸减少和术后器官并发症发生率降低。需要注意的是动脉波形分析仪也有其局限性。第一，主动脉瓣关闭不全或心律不规则时会影响动脉波形分析仪的准确性；第二，许多支持 SVV 能预测液体反应性的数据使用的潮气量为 8 ~ 10 ml/kg，这些设备在较低潮气量或有自主呼吸患者中的应用还未得到充分验证，也就是说，对每博量的估计不应该受到胸腔内压力或容量差异的影响。

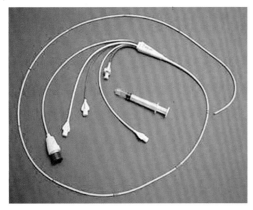 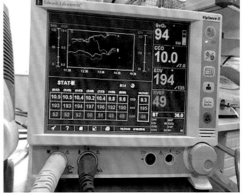

图 3-3-3　漂浮导管及 Vigileo Ⅱ 连续心排量监测系统　　　图 3-3-4　Flo Trac EV1000 系统

7.经食管超声心动图检查

经食管超声心动图检查（TEE）（图 3-3-5）需要经鼻腔或口腔插入一个较小的食管超声多普勒探头，插入深度为距门齿 35 ~ 45 cm，TEE 主要通过监测单位时间通过降主动脉的血流量来评估心脏射血量，从而获得血流动力学参数，如 FTc、心脏指数、SV 和二尖瓣口 E 峰流速等，其中 FTc 准确性最高，能反映心脏的前负荷、后负荷和心肌收缩能力，正常参考值范围在 350 ~ 400 ms，在此范围内心肌粗细肌丝相互交叉达到最佳状态，心肌纤维长度最为适宜，心肌收缩能力处于最佳状态，直接反映左心室收缩能力。2013 年美国超声心动图学会和美国麻醉医师协会共同推荐的围术期 TEE 操作指南建议使用 TEE 用于监测及指导围术期血容量管理。因呼吸机的使用，可以反映容量的动态性改变。目前使用 TEE 对下腔静脉进行评估是指导液体治疗的常用方法，其直径可作为前负荷的静态值，在胸科手术中采用 TED 指导的 GDFT 能避免老年患者液体超负荷，较 CVP 更准确且稳定地反映血流动力学变化，更有利于维持循环稳定，术后肺部并发症少，安全性高。Diaper 等研究表明，在 127 例高危肺癌手术患者中使用多普勒超声监测指导容量治疗是可行的。Benes 等研究发现在术中使用超声多普勒指导治疗的创伤患者，术后血乳酸值更低。Walsh 等发表的 Meta 分析中纳入了 393 例腹部手术患者，其研究结果提示，多普勒组患者术后并发症减少、住院时间缩短，但是液体输注量并没有显著差异。文献报道 TED 和 FloTrac 设备均可有效引导肾移植术中 GDFT，但 FloTrac 组所需总液体量较少，可能导致与液体相关的术后并发症较少。

SVV 是一个呼吸周期内 SVmax 与 SVmin 的差值与 SVmean 的比值。相比传统静态压力性指标（CVP、PAWP、PAOP），动态血流动力学指标 SVV 具有很高的敏感度和特异度。监测肾移植患者血容量变化，SVV 的 AUC 为 0.87，敏感度为 0.77，特异度为 0.87；而 CVP 的 AUC 为 0.69，敏感度为 0.71，特异度为 0.60。随着科学技术的快速发展，新的监测设备及衍生参数应运而生，动脉波形衍生参数［即收缩压变化（SPV）、脉压变化（PPV）和每搏量变异度（SVV）］就是最新的容量变异监测指标，这些指标是基于间歇正压通气引起的胸腔内压变化引起的心脏前负荷的变化。这些参数的动态变化提供了液体反应性的精确指示，特别是与静态指数相比。在日本最近的一项研究中，将 SVV 与中心静脉压（CVP）和肺动脉舒张压（PDP）进行比较，以评估肾移植患者的右心室和左心室前负荷。正如预期的那样，SVV 更好地预测了容量响应性。然而，SPV、PPV 和 SVV 应用存在局限性，只能在患者接受控制通气且没有自主呼吸时预测每搏量指数和心脏指数的变化，同时也受血管活性药物影响。因此既往有文献质疑 SVV 是否可以替代 CVP 成为肾移植容量的准确监测指标。尽管动态指数的使用受到限制，而且无法评估整体心室功能，但 SPV、PPV 和 SVV 目前依旧是液体反应性最精确的预测指标。

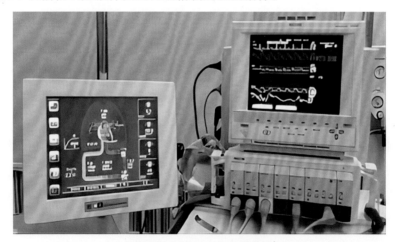

图 3-3-5　经食管超声心动图

（三）体温监测

文献报道，围术期非计划性低体温的发生率高达 44.5%。机器人肾移植手术因术野皮肤显露、移植肾脏的冷灌注液等，易导致术中及麻醉恢复期低体温，因此术中应监测体温，采取保温措施，可采用体外加温仪、液体加温仪等，维持体温＞36℃。

四、容量管理策略

对患者实施恰当的容量管理，前提是对患者血管内容量进行评估，对于患者血管内的容量状态有 4 个重要的概念：①容量平衡：指血管内容量充足，CO 足以提供合适的组织氧供。②液体超负荷：由于过量的肠外输注或心功能不全或肾功能不全导致的血管内容量过多。③低血容量：一种有效循环容量减少，组织氧供不足，可能导致器官功能障碍。④液体反应性：一种状态，增加血管内容量就能增加每搏输出量（SV）和 CO。体液反应的概念并不意味着患者将受益于或需要液体治疗。灌注参数主要用于指导评估液体的反应性。

肾移植容量管理观念经历了三个阶段，从最早的开放性补液，到限制性补液，再到目标导向液体治疗。

最早认为，肾移植患者术前由于透析及麻醉引起的血管扩张，常导致容量不足，而移植肾脏需要足够的灌注来预防延迟肾功能恢复。既往文献报道 CVP < 6 mmHg 是原发性移植肾无功能的重要预测因子，早期认为尿量是肾脏恢复灌注后即刻肾功能的预测指标，并且根据 CVP 和 PAP 的值来预测尿量。有文献报道在肾血管开放前扩容到 CVP 10 ~ 15 mmHg，PAP > 20 mmHg 与较好的肾血流和器官功能有关，但这个数值并没有得到其他学者的认可。文献提倡在最大容量输注的基础上，术中继续大量输液，直到液体反应性达到平台。整个手术过程中维持 CVP 10 ~ 15 mmHg，然而，这可能导致过量液体输注，损伤血管内皮细胞，并导致液体转移到组织间隙及全身脏器中，造成机体损伤。

而有学者认为 CVP ≥ 11 mmHg 是增加移植肾功能障碍的值。过度输注可导致水肿和组织氧合降低，易受伤害的患者会出现并发症，比如肺水肿、感染、心肌缺血、肠梗阻、肾流量受损、肾损伤甚至加重死亡率。

近些年，文献报道平均 CVP > 11 mmHg 与慢性移植肾功能障碍显著相关（$P < 0.001$）；围术期补液量 > 2 500 ml 是移植 ESRD 的独立危险因素。近些年，倾向于保守性液体治疗，即输液速度为 10 ~ 15 ml/（kg·h）目标 CVP 为 7 ~ 9 mmHg，不仅减少了心血管并发症，还提高了移植物存活率。此外，最新的研究表明，在整个手术过程中维持 CVP 10 ~ 15 mmHg 的目标并不是必要的，也不需要在移植期间持续输注液体确保血流动力学目标。

无论是开放性补液还是限制性补液都有一定的局限性。近年来，随着监测手段的不断更新，许多学者提出了目标导向液体治疗。目标导向液体治疗（GDFT）正是一种以血流动力学监测指标为补液目标的个体化液体治疗策略。它能为肾移植受者的血流动力学和容量管理提供更高的精确度。

既往研究显示，与传统液体治疗比较，目标导向液体治疗能改善移植肾早期灌注，加快肾功能恢复，但是能否减少肾移植术后并发症、改善长期预后，仍需进一步研究。相比在 CVP 下，肾移植术中监测 SVV 引导下的液体管理可减少术中液体量，优化肾灌注，减少术后血液净化，便于术后恢复。GDFT 降低了高危外科患者的术后并发症、住院时间、死亡率和住院费用。然而，也有文献报道，在亲体供肾移植中，GDFT 方案的实施减少了受体的术中液体量，术中液体限制与 DGF 的发生有关。

文献报道 GDFT 指导的肾移植液体治疗结果并不一致，且 GDFT 在肾移植中的应用并不多，尤其是机器人肾移植。我们再来分析一下：GDFT 的目的之一是为机体提供足够的血供，以避免血容量过低或超负荷的情况发生。由此，优化心输出量（CO）成为不少研究 GDFT 的目标。CO 除了与心脏泵功能相关外，回心血量的多少也显著影响 CO 的高低。Simon 在 2018 年 *Can J Anesth* 中的一篇文章中把血管内的血液分成压力容量（stressed volumes，Vs）和无压力容量（unstressed volumes，Vu）两个假设的部分（图 3-3-6）。Vs 和 Vu 同时存在于血管，两者并无界限，可实时无障碍地自由转换。而在一般情况下，血管内大约 30% 为 Vs，70% 为 Vu，Vs 在跨壁压驱动下于血管内通过，形成血流。在这个基础上，Vs 因产生跨壁压形成血

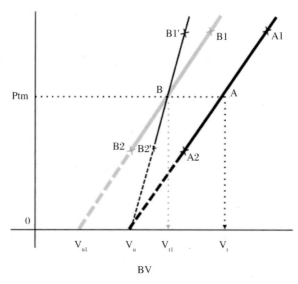

图 3-3-6　血管内容量示意图

BV. 血管内容量；Ptm. 转换压力；Vs. 压力容量；V_u. 无压力容量

流，故可以立即影响血流动力学，并改善组织灌注，而 Vu 则相反，并不会产生血流动力学反应。

可以说，Vs 和 Vu 是理解 Simon 等探讨 GDFT 背后生理学机制最为关键的一对概念。当补充的液体大部分转变为 Vs 时，CO 升高。这可以解释 GDFT 中"快速输液（fluid challenge）"引起机体的"液体反应（fluid responsiveness）"。类似地，Simon 等构建的 Vs 和 Vu 模型同样可以解释为何近半数 GDFT 患者液体反应为阴性。部分患者中，可能需要更大体积的快速输液，才能促使 Vu 向 Vs 的转换，这时候就可能出现容量超负荷的风险。从这个角度上看，Vs 才是理解液体反应的关键。也提示，液体反应阳性并不一定意味着体内血容量的不足，也有可能是其他因素引起了 Vs 的下降，而补充的液体恰好可以提高 Vs。比如，在呼吸末正压通气（PEEP）的患者中，Vs 因不同程度的 PEEP 而下降，此时若快速补液，同样可观察到 CO 的增加。类似地，在麻醉过程中引起的血管舒张同样会引起 Vs 的下降，此时我们若根据 Simon 等的理论，考虑通过小剂量的血管活性药物收缩血管，提高 Vs，其实是有利于液体反应的恢复的。此外，在机器人肾移植手术中，由于体位的影响、气腹压力的影响，CVP 监测值及 CO、SVV 的准确性有待商榷。在整个肾移植手术期，血流动力学会随着手术步骤的进展而发生变化，其中以供肾恢复血供后变化最大，MAP、CVP、SVR 明显下降，但此阶段平均肺动脉压（MPAP）、肺循环阻力反而升高，反映右心负荷加重，若此阶段通过盲目加快输液来达到提高血压的目的，则可能诱发心力衰竭。因此，有研究提出分阶段 GDFT 液体治疗，根据手术进程在新肾再灌注前设定每搏量变异度（SVV）≤ 13，再灌注后 SVV 定于 ≤ 10，据此进行液体的管理，较传统肾移植手术麻醉的液体管理有明显的优越性，它根据每个患者的不同需求进行液体的补充，保证在最佳的心排血量的情况下，使移植肾有充足的灌注，利于新肾功能的恢复。

通过优化肾移植围术期血流动力学管理，改善患者和移植物的预后成为可能。但肾移植围术期输液治疗仍然是一个黑盒子，肾移植患者和手术过程对液体的需求是高度可变的，评估患者的血管内容量是非常困难的。针对每一个患者的生理需求量、对液体及药物的反应，需要更个性化的循证方法。最近的液体疗法研究在围术期提供了更多的问题而不是答案，并挑战了传统的概念，容量管理的理念也在向更精确的方向转变。

51

五、肾移植围术期液体选择

（一）肾移植手术围术期容量管理

肾移植手术围术期液体管理必须保证血管内足够的容量以获得适当的移植肾功能。在缺血性 ATN 的实验动物模型中，即使在血压在正常范围内，肾脏的灌注与平均动脉压也呈线性关系。在低平均动脉压时出现了反常的肾血管收缩，在肾移植中，移植肾的去神经支配加剧了这种移植物的血流动力学自动调节作用。因此，轻度或严重的血压降低可进一步减少肾脏灌注，从而导致移植肾脏的缺血。在生理条件下，血管内容量由跨膜过滤压力、间质静水压、胶体渗透压、淋巴运输和神经系统等机制严格调节。严重的血管内容量不足可以过度增强效应器补偿容量的能力，因此，可能出现营养血流分布不均和组织低氧血症。充足的血管内容量是机体获得足够体循环和微循环的关键，确保充足的容量状态是任何治疗策略的一部分。一般来说，在治疗低血容量时，适当的液体容量可能比液体的种类的选择更重要。此外，只有少量的证据建议有 ARF 风险的患者选择的液体类型应该不同于其他危重病患者。在治疗肾移植患者容量和电解质失衡时通常首选晶体液，然而，在严重血容量不足的情况下，胶体溶液可能应该作为首选以获得足够的组织灌注，特别是在毛细血管通透性增加的情况下，除了恢复血管内容量，胶体溶液还可以改善受损的微循环。近几十年来，对于血管内容量不足的治疗发生了显著变化，临床实践中已经发生了从天然胶体，例如血液、白蛋白和新鲜冷冻血浆等向晶体溶液和人工合成的胶体液如羟乙基淀粉（HES）、牛胶原衍生的明胶产品和多聚葡萄糖的转变。这些晶体和人工合成胶体现在是治疗血容量不足的主要选择。

1. 晶体溶液

通常使用的平衡电解质溶液（如乳酸钠林格液），大多数情况下是维持血管内容量和纠正机体液体失衡的首选。与胶体不同，晶体不具有肾毒性或其他特殊的不良反应。等渗晶体溶液在血管内有 20 ~ 30 min 的半衰期，输注后快速分布到组织间隙中，因此，扩张血管内容量效果有限，扩容效果不超过应用剂量的 20%。

应避免使用大量的生理盐水，因为这可能导致高氯血症、高氯代谢性酸中毒、肾血管收缩、肾小球滤过率降低和肾脏损等。在肾移植手术中使用含钾的乳酸钠林格液时应密切监测血钾，因为它可能在移植物功能受损的情况下加重高钾血症。高钾血症可能会危及生命,需要立即行血液透析治疗。因此,临床医生在肾移植手术中使用乳酸钠林格液时必须意识到的这种并发症,对血清电解质进行密切监测是在肾移植手术中指导液体治疗的基础。在肾移植受者中的一项研究指出,接受生理盐水的患者比接受醋酸缓冲的氯离子减少溶液的患者高氯血症和代谢性酸中毒发生率更高。目前国内新上市的碳酸氢钠林格注射液是最适合肾移植的晶体注射液。

2. 胶体溶液

胶体溶液主要包括天然胶体和人工胶体。天然胶体主要是人血清白蛋白和血浆;人工胶体包括羟乙基淀粉、右旋糖酐、明胶等。

白蛋白在肾移植中应用的理论优势包括提高血浆胶体渗透压,抗氧化性,增强蛋白质运输,抗炎性质和缓冲能力。在肾移植中,早期研究支持使用白蛋白。在一项回顾性分析中(438 例死亡供体受体),以 1.2 ~ 1.6 g/kg 输注白蛋白立即改善异体移植物功能和减少迟发性移植物衰竭和原发性无功能。笔者猜想可能是白蛋白有效地扩张血管内容量,减少缺氧损伤。一些已经发表的观察性研究表明用人血清白蛋白扩容能改善肾移植受者短期和长期预后。尤其是人血清白蛋白改善了移植后尿量的起始和程度、肾功能和 1 年移植存活率。有一项包含了 438 例肾移植受者的研究显示白蛋白的使用在统计上有明显的益处,虽然同时也使用了甘露醇、呋塞米和电解质溶液,保护性能也归因于在血管吻合期使用甘露醇。除了其渗透性利尿作用外,白蛋白的有利效果被认为是通过糖醇类和化学相关物质的抗氧化性质介导的。

后来的研究表明患者转归与白蛋白的疗效无差异。在一项前瞻性随机试验中,20% 的人血清白蛋白 +0.9% 的生理盐水与 0.9% 的生理盐水相比,移植肾转归无差异。一项类似的研究(80 例 LDKT 接受者)也使用了 20% 白蛋白,也没有发现移植物功能的差异,尽管没有患者发生延迟肾功能恢复。

与白蛋白有关的内容,包括增加的成本、可用性、潜在的疾病传播和价格昂贵,并且既往随机试验和 Meta 分析证明白蛋白与晶体溶液相比并没有降低术后并发症和死亡率,因此,没有证据支持肾移植术中常规使用白蛋白。

人工胶体液通过毛细血管内皮屏障进入组织间隙和通过肾小球基底膜进入近端小管的速率取决于胶体液分子大小和表面电荷特性。对全血黏度的主要影响是通过简单的血液稀释的起作用,从而增强了血流特性。然而,半合成胶体也影响红细胞聚集,增加了它们对血流特性的总体影响。此外,所有半合成胶体可延长凝血时间。HES 溶液对凝血特性发挥不同的效果,这取决于 HES 分子的大小和其取代基。有研究报道在 HES 使用期间发生了血小板功能受损,血管性血友病性综合征和凝血功能受损，这就提醒了接受肾移植 ESRD 的患者应在此方面多一些关注，因为它们由于 ESRD 导致血小板功能障碍而易于发生出血并发症，增加危重患者发生肾衰竭的风险。因此在肾移植患者中不提倡使用。

过敏反应虽然很少发生，但是已经发现所有常用的半合成胶体和白蛋白都有可能发生严重的危及生命的过敏反应。各种胶体溶液均有发生严重过敏反应的可能性：明胶（0.35%）、多聚葡萄糖（0.27%）、白蛋白（0.10%）、羟乙基淀粉（0.06%）。在衡量胶体溶液与晶体溶液优缺点时应该考虑到过敏反应的问题。

3. 血液制品

肾移植患者应避免围术期输血。除非血红蛋白 < 70 g/L（严重心血管疾病患者 < 80 g/L），或者手术中有持续出血的情况。

综上所述：①肾移植容量管理方面，当无液体反应性时不建议大量输注液体。个体化的方法可能会更好地平衡液体输注与维持肾脏灌注之间的矛盾，避免液体超负荷。然而，评估液体状态的最佳方式也还存在争议。② CVP 用于指导液体治疗不是很好的指标。③不建议使用淀粉类液体。④没有证据支持肾移植术中常规使用白蛋白溶液。⑤与 0.9% 盐水溶液相比，平衡晶体溶液，如复方电解质注射液（勃脉力 A），发生酸中毒导致高血钾的可能性降低。

（二）肾保护药物

甘露醇广泛用于肾脏移植手术，一般在移植肾血管吻合开放之前使用。甘露醇通过扩大血管内容积、减少肾小管阻塞和阻止近端小管中水的重吸收而增加肾小管的血流速度，从而防止肾皮质缺血。此外，甘露醇增强肾脏中有血管舒张作用的前列腺素类物质的释放，并可作为自由基清除剂。临床上单中心研究发现，甘露醇输注对肾移植有益，其中一些研究是回顾性分析或仅包含了少量的患者。

虽然如此，但这些研究仍清楚地显示在移植肾血流开放前给予 20% 甘露醇 250 ml 静脉输注降低了急性肾衰竭（ARF）的发生率，移植后透析的需要减少。但是，与没有接受甘露醇治疗的患者相比，移植 3 个月后的肾功能并没有发现差异。

甘露醇的使用也具有风险，因为其可能导致血管内容量快速增加，导致肺水肿。适当的水合对于预防 ARF 是必不可少的。超量给药（> 200 g/d）可能是有害的，可导致高渗性肾衰竭。因此，甘露醇应在移植肾血管吻合开放之前适度使用，而且应该伴随适度水合。

袢利尿药被认为能抵消手术应激引起的抗利尿激素增加的反应。在肾移植中，呋塞米通常在血管吻合期间给予以刺激利尿,尽管不知道它实际上是改善了移植肾的早期功能,还是仅仅增加了尿量。尽管经常使用袢利尿药,但并没有证据标明袢利尿药缩短了 ARF 的持续时间,减少了透析需要次数,改善了 ARF 患者的结局。增加袢利尿药药量可能对肾脏是有害的,因为它扰乱了肾脏皮髓质血流再分布的保护作用。

低剂量多巴胺常被用以增加肾血流量,临床通常认为这可以防止肾衰竭。但在肾移植术中输注多巴胺疗效的研究结果是不一致的:大多数研究并没有能够证明使用受体多巴胺能够带来任何有益的效果;也有研究表明在肾移植术后 3 ~ 6 h 使用低剂量多巴胺明显增加有效肾血浆流量、尿排泄速度、肌酐清除率和总尿钠排泄率。

在活供体肾切除术中,供者和受者均使用多巴胺,并不能发现对肾功能有持久有益的作用。有研究发现给予脑死亡器官供体多巴胺和儿茶酚胺类物质以稳定血流动力学,能够改善急性排斥反应、初始移植物功能和移植物存活的预后。此外,儿茶酚胺的抗氧化性能和化学相关物质可以防止内皮细胞在长时间冷藏期间发生保存损伤。尽管如此,现有证据并不支持在肾移植受者和即将发生或已经发生肾衰竭的危重病患者的围术期治疗中常规使用多巴胺。使用多巴胺是因为相信它通过增加肾血流量来降低肾衰竭发生的风险或降低其严重性和持续时间,但并没有发现多巴胺的临床保护作用。因此,由于其潜在的不良反应,应该将多巴胺从常规临床使用中消除。

六、特殊情况处理

(一)顽固性低血压

移植肾血流恢复时,维持 SBP ≥ 130 mmHg,有利于术后移植肾功能恢复,有患者特别是合并长期糖尿病、口服沙库巴曲缬沙坦,术中可能持续低血压,且对扩容及高剂量升压药反应差,考虑发生顽固性低血压。在排除过敏、休克、肺栓塞、心衰肺水肿后,可从以下几点考虑:①慢性肾衰竭患者往往合并代谢性酸中毒,其外周血管对去甲肾上腺素的反应性降低,当出现低血压时血管活性药物作用减弱。尤其是合并糖尿病且控制不佳者,当术中发生由手术创伤等引起的应激性高血糖时,受损的胰岛 B 细胞应急调控功能障碍,最终导致围术期高血糖的发生,进一步加重内环境的紊乱。②术前服用沙库巴曲缬沙坦的患者，是由沙库巴曲和缬沙坦以 1 : 1 配比构成的复合物，沙库巴曲通过其活性代谢产物 LBQ657 抑制脑啡肽酶对肽类的降解（如利钠肽），进而产生利尿和扩血管的作用；缬沙坦是一种高选择性血管紧张素 I（angiotensin- I ，AT I）受体拮抗剂（ARB），能将血管紧张素 II（angiotensin II，Ang II）从 AT I 受体中移除，从而拮抗 AT I 诱导的血管收缩。由于肝脏细胞色素 P450（cytochrome P450，CYP450）酶极少参与沙库巴曲 + 缬沙坦的代谢，因此该药可能不会对麻醉性镇痛药的药代动力学产生影响。沙库巴曲缬沙坦口服 3 d 即可达到稳态，其消除半衰期为 10 ~ 12 h，但沙库巴曲活性代谢产物 LBQ657 有 1.6 倍的蓄积作用，故即使该患者距末次服药已过 12 h，但其体内蓄积的 LBQ657 可能导致利钠肽的升高，继续发挥着扩血管作用。③全身麻醉抑制了交感神经，术中 BP 的维持主要依赖肾素 - 血管紧张素系统（renin-angiotensin system，RAS），而长期服用 ARBs，不仅阻断了 RAS，还能降低全麻期间 α1 肾上腺素受体的敏感性，诱发顽固性低血压的发生。关于术前是否停用 ACEI/ARB 类药物尚有争议，考虑肾移植手术的特殊性，不应因 ACEI/ARB 停药时间不足，就此过分担心术中有可能发生的低血压而忽视供肾尽早灌注带给患者的益处。研究表明，发生难治性低血压时，血管升压素或亚甲蓝对循环的稳定有一定作用，但目前尚缺乏肾移植手术中应用的临床证据。应加强监护，积极处理异常波动，帮助患者安全度过围术期。

（二）急性左侧心力衰竭

ESRD 患者，由于心肌损害，电解质紊乱、酸碱平衡失调、压力负荷及容量负荷过度等原因，在肾移植手术中加之麻醉，术中失血，使得输液过快或过量极易诱发急性左侧心力衰竭。临床表现为急性肺水肿，严重呼吸困难、发绀、咳粉红色泡沫样痰，病情危急，可迅速发生心源性休克、昏迷而导致死亡。

无论是何种病因引起的急性左侧心力衰竭，急性处理基本上是相同的。急性左侧心力衰竭的处理原则有以下几个方面：①加强供氧：用吸氧面罩间断正压呼吸给氧较好。必要时气管插管正压机械通气。②降低前后负荷：使用血管扩张药扩张周围血管，减轻前负荷（容量负荷）及后负荷（压力负荷），从而改善心脏功能。临床常用于治疗急性左侧心力衰竭的血管扩张药有硝普钠，酚妥拉明，硝酸甘油，哌唑嗪等。③消除患者紧张情绪：急性左侧心力衰竭时，患者呼吸极度困难，情绪十分紧张，严重影响治疗进行，对衰竭的心脏亦十分不利。故必须立即设法让患者安静下来，可使用镇静药。④加强心肌收缩力：洋地黄制剂是具有正性收缩作用的主要药物，可加强心肌收缩力，克服加大了的后负荷，增加心排血量，改善心脏功能。对冠心病、高血压、心脏病一类心血管病的心力衰竭，用毒毛旋花子甙 K 较好，对风湿性心脏病合并心房纤颤的心衰患者则用西地兰或地高辛较好。⑤紧急血液透析。

（三）高钾血症

1. 症状

①高钾血症的临床表现主要为心血管系统和神经肌肉系统。症状的严重性取决于血钾升高的程度和速度，有无其他血浆电解质和水代谢紊乱合并存在。心电图有特征性改变且与血钾升高的程度相关，当血钾 > 5.5 mmol/L 时，心电图表现为 Q-T 间期缩短，T 波高尖对称，基底狭窄而呈帐篷状；血钾为 7 ~ 8 mmol/L 时 P 波振幅降低，P-R 间期延长以致 P 波消失，这可能是窦房结传导阻滞或窦性停搏，也可出现"窦-室"传导（窦房结不经心房内正常传导系统而通心房内特殊纤维束传入心室）；血钾升至 9 ~ 10 mmol/L 时室内传导更为缓慢，QRS 波增宽，R 波振幅降低，S 波加深与 T 波直线相连融合；血钾升至 11 mmol/L 时 QRS 波 ST 段和 T 波融合成双相曲折波形，升至 12 mmol/L 时一部分心肌先被激动而恢复另一部分尚未去极，此时极易引起折返运动而引起室性异位节律表现为室性心动过速，心室扑动和心室纤颤，最后心脏停搏于舒张期。②神经肌肉症状：早期常有四肢及口周感觉麻木，极度疲乏，肌肉酸疼，肢体苍白湿冷，血钾浓度达 7 mmol/L 时四肢麻木软瘫，先为躯干后为四肢，最后影响到呼吸肌发生窒息中枢神经系统可表现为烦躁不安或意识不清。③其他症状：由于高钾血症引起乙酰胆碱释放增加，故可引起恶心呕吐和腹痛。由于高钾对肌肉的毒性作用可引起四肢瘫痪和呼吸停止，所有高钾血症均有不同程度的氮质血症和代谢性酸中毒，后者可加重高钾血症。

2. 治疗

高钾血症起病急者应采取紧急措施，还应根据病情的轻重采取不同的治疗方法。

（1）治疗原则：急性严重的高钾血症的治疗原则为对抗钾对心肌的毒性和降低血钾。

（2）急救措施：①静脉注射钙剂（10% 葡萄糖酸钙 10 ~ 20 ml），可重复使用，钙与钾有对抗作用，能缓解钾对心肌的毒性作用。或者 30 ~ 40 ml 加入液体滴注。②静脉注射 5% 碳酸氢钠溶液 60 ~ 100 ml，或者 11.2% 乳酸钠溶液 40 ~ 60 ml，之后可再注射碳酸氢钠 100 ~ 200 ml 或乳酸钠溶液 60 ~ 100 ml，这种高渗碱性钠盐可扩充血容量，以稀释血清钾浓度，使钾离子移入细胞内，纠正酸中毒以降低血清钾浓度，注入的钠对钾也有对抗作用。③用 25% ~ 50% 葡萄糖 100 ~ 200 ml 加胰岛素（3 ~ 4 g 糖加 1 U 正规胰岛素）作静脉滴注，当葡萄糖合成糖原时，将钾转入细胞内。④注射阿托品，对心脏传导阻滞有一定的作用。⑤透析疗法：可在术前或术中联系进行紧急血液透析。

（四）恢复期高血压

1. 症状

全麻恢复期，随着麻醉药物的消退、疼痛不适，以及吸痰、拔除气管内导管的刺激等原因可引起高血压的发生，即术后恢复期高血压。普通患者恢复期高血压的发生率为 4% ~ 6%，但肾移植患者术前常合并高血压，故发生的比例将显著升高，文献报道其发生率可高达 65%。恢复期高血压发生的常见原因有：①原有高血压病史；②疼痛和膀胱充盈；③吸痰刺激；④低氧或高碳酸血症；⑤术后恶心、呕吐。

2. 预防与处理

恢复期高血压的预防与处理：①发现和了解高血压发生的原因，并给予相应处理：给予呼吸支持以纠正低氧血症，给予止吐药物治疗术后恶心、呕吐。②充分镇静、镇痛：烦躁的患者适当给予镇静。在手术结束时要及时做好镇痛药物的衔接。如瑞芬太尼是超短效的药物，停药后意识恢复快，且疼痛感觉的出现也快，应比芬太尼更易出现恢复期高血压，更需要注意镇痛的衔接。③减少刺激：一旦呼吸功能恢复正常，循环稳定，考虑尽快早拔管。吸痰操作时，动作应轻柔，滞留时间不要过长。④药物治疗：可在拔管前给予乌拉地尔或是尼卡地平以预防出现恢复期高血压。

（五）麻醉恢复

所有肾移植患者术毕都应完全拮抗肌松残余作用（避免使用舒更葡糖钠拮抗罗库溴铵的肌松残余作用），并尽可能地拔除气管导管并将其送入术后恢复室观察。总的来说，肾移植患者需要送入 ICU 的比例很低，一个大样本研究统计大约为 1%。如果患者需要送进 ICU，通常是因为败血症或液体超负荷。

术后应严密监测尿量，任何时候尿量明显减少都要高度怀疑移植肾可能存在可纠正的机械性原因。如果怀疑血管吻合处发生扭折，或者移植肾输尿管或输尿管与膀胱吻合口处发生梗阻，应尽快地实施再次探查性手术。

第四节 术后镇痛

机器人肾移植术具有创伤小，术后恢复快的特点，但良好的术后镇痛可以避免术后患者出现躁动、高血压、心动过速和肺部并发症增加。肾移植术后通常会有轻到中度的疼痛。在对于肾移植的术后镇痛的研究中，多模式镇痛模式可以应用于肾移植受体有效地减轻疼痛，并有利于移植肾功能的恢复。多模式镇痛（multimodal analgesia，MMA）是将多种不同作用机制的镇痛药物和方法联合应用，使其发挥最佳镇痛效应，是减少单种药物或方法引起不良反应的最有效镇痛策略。加速康复外科（enhanced recovery after surgery，ERAS）通过多学科合作，应用循证医学论证的一系列处理策略，达到减少手术应激、疼痛及术后并发症的目的，从而促进患者术后康复。包括超前镇痛、PCEA 和 PCIA 联合口服或静脉注射阿片类、智能泵系统和一些无创性途径等（如盐酸芬太尼透皮电刺激及患者自控经鼻给药途径等），临床上都取得了较为满意的镇痛效果。

一、超前镇痛

超前镇痛是 Crile 在 20 世纪初基于临床观察而提出来的，之后大量动物实验显示其可有效提高手术后疼痛的阈值，减少术后镇痛药的用量。国内有研究显示超前镇痛患者血浆中皮质醇及 p- 内啡肽水平较术后镇痛患者显著下降，$CD3^+$、$CD4^+$、细胞亚群提高，CU^+/CDs' 淋巴细胞细比值增大，$CD8^+$ 淋巴细胞数无变化。

Kissin 等认为临床对超前镇痛研究有 2 个条件非常重要：充足的时间和有效地阻断伤害性刺激的传入。常用药物有非甾体类药物，是一类常用镇痛药，可减少前列腺素合成而减轻炎症反应，还可影响其他活性物质如 5- 羟色胺（5-HT）、花生四烯酸的合成，而这些物质可在脊髓侧角的伤害性传递中起重要作用，因此其兼有抗中枢和外周敏化的双重作用。

在同种异体肾移植中，急性排斥反应是术后最常见的并发症。近年来，对移植排斥反应的细胞及分子机制进行了大量研究，T 细胞抗原识别有直接和间接途径，仅存在 $CD4^+T$ 细胞间接识别时不能引起急性排斥，但能在某些条件下引起移植物质损伤。另外，当 $CD8^+T$ 细胞存在时，$CD4^+T$ 细胞则通过直接或间接识别均可引发急性排斥反应；当直接和间接识别途径均存在时，$CD4^+$ 或 $CD8^+$ 均可介导急性排斥反应。

由此可见，超前镇痛通过在手术期连续使用药物既阻止 γ 传入神经刺激又抑制了炎症反应，降低手术创伤所引起的应急反应，在减轻免疫抑制的同时并未增加 T 细胞介入的急性排斥反应风险。超声引导下腹横肌神经阻滞联合羟考酮超前镇痛用于肾移植术患者能够安全有效地缓解肾移植术后疼痛，减少术中阿片类药物用量，抑制术后痛敏反应，有利于促进肾移植患者的早期恢复。

二、静脉自控镇痛

静脉自控镇痛可以联合不同类型镇痛药物改善镇痛和减少不良反应。但非甾体抗炎药（NSAIDs）抑制前列腺素合成，后者在肾小球滤过率和肾血流调节中起重要作用，使用大剂量 NSAID 可加速肾功能的恶化，因此肾移植患者应该禁用。

阿片类药物是术后急性疼痛最常用的药物，与非甾体抗炎药相比，镇痛无"封顶效应"，没有导致胃肠道出血的风险。肾移植受者术后由于疼痛、移植肾功能、精神和心理影响、药物不良反应，常出现焦虑、恐惧及狂躁，不利于术后治疗。阿片类药物介导的镇静 - 睡眠以剂量依赖的形式发生，常见于治疗的开始时期。在肾移植术后镇静有益的情况下，更有理由使用阿片类药物。但由于其不良反应如呼吸抑制，恶心呕吐、皮肤瘙痒及尿潴留等。使得患者往往不易接受。

有研究发现地佐辛多模式镇痛应用于肾移植术后免疫功能具有一定的保护作用，对于移植肾功能短期转归和移植肾的长期存活起积极作用。氢吗啡酮超前镇痛用于肾移植术可以减轻术中血流动力学的波动，减少术后对镇痛药物的需求，具有较高的临床应用价值。

三、其他多模式术后镇痛

超声引导下竖脊肌阻滞、罗哌卡因联合氢吗啡酮连续腹横肌阻滞、腹横肌阻滞联合右美托咪定、腰方肌阻滞等都能有效减轻术后疼痛，减少阿片类药物的使用。

四、多模式镇痛与免疫

肾移植手术后供肾进入机体，其人类白细胞抗原（HLA）可致敏机体免疫细胞，激活的免疫细胞通过识别异体肾细胞，产生多种细胞因子。虽然应用了免疫抑制剂，其免疫功能仍处于激活状态。有研究表明肾移植排斥反应中，细胞因子 IL-2、IL-6 起重要作用，血清中细胞因子水平与排斥反应呈正相关。术后镇痛技术能对免疫功能发生影响，Beilin 等发现无论采用何种术后镇痛方式，术后 24 h 的有丝分裂反应都受到抑制。

阿片类镇痛效应和抑制免疫效应在时间上是一致的，在临床试验中，阿片类镇痛药使用后 2 h 血中淋巴增殖反应均受到抑制，芬太尼能抑制炎症因子 TNFα、IL-1 的释放，阿芬太尼则能减少 IL-2 引起的发热反应。器官移植后，供受者之间 HLA 的差异将导致异体抗原被识别与呈递，免疫细胞活化并释放大量细胞因子。因细胞因子的释放是免疫系统启动的特征性阶段，可作为免疫状态监测的参考指标。Amirzargar 等通过对肾移植受者血浆中 IL-2、IL-4、IL-10、干扰素 α（IFN-α）的连续监测发现，急性排斥组 IL-2 及 IFN-α 水平从术后开始逐渐升高，排异前达到最大值。IL-4 及 IL-10 水平较术前无明显变化。在未排斥组，IL-4 与 IL-10 产量明显增加，IL-2 及 IFN-α 则维持在较低水平。张平安等研究发现，肾移植术后受者随着移植肾正常发挥功能后，血清 IL-2、IL-6 及 IFN-α 浓度下降到术前水平，甚至更低；但急性排斥组血清 IL-2、IL-6 及 IFN-α 浓度则明显升高。多模式镇痛对机体免疫功能的影响与肾移植术后的免疫要求高度一致，有利于移植肾功能早期恢复。

右美托咪定复合罗哌卡因阻滞能增强罗哌卡因的阻滞效果，延长阻滞时间，减轻供肾患术后疼痛，减少术后焦虑的发生，保护患者肾功能，促进术后恢复。多模式镇痛应用于肾移植患者术后能达到完善的镇痛效果，并可下调促炎性细胞因子和上调抗炎性细胞因子，维持促炎/抗炎性细胞因子的平衡。

杜伟忠　张　宇

参考文献

［1］翟明玉，李娟，谷海，等．右美托咪定复合罗哌卡因腹横肌平面阻滞对亲属活体肾移植供肾患者术后恢复的影响 [J]. 临床麻醉学杂志，2016, 32(5): 441-444.

［2］郝晓燕，王辉，高守琳．分阶段目标导向液体治疗在肾移植手术麻醉中的应用 [J]. 国际麻醉学与复苏杂志，2019, 40(10): 911-914.

［3］何开华，闵苏．肾移植病人围术期血流动力学及生化血气变化的临床研究 [J]. 重庆医科大学学报，2004, 29(3): 360-371.

［4］李玲，杨丽娜，陈鹏，等．经食道多普勒超声指导的目标导向液体治疗在老年患者胸科手术中

的应用效果 [J]. 广西医学 , 2021, 43(8): 935-939.

［5］刘瑶，李冰，吴亚辉，等 . 右美托咪定对异体肾移植患者围术期肾功能的影响 [J]. 临床麻醉学杂志 , 2017, 33(8): 751-754.

［6］庞春霆 . 瑞芬太尼持续泵注用于肾移植手术麻醉 18 例探讨 [J]. 中外医学研究 , 2016, 14(4): 20-21.

［7］斯妍娜，张媛，韩流，等 . SIRT3 介导 cvpD 去乙酰化在右美托咪定减轻肾缺血再灌注损伤中的作用 [J]. 中华麻醉学杂志 , 2016, 36(2): 239-241.

［8］王玮暄，姚晓丽，龚毅 . 氢吗啡酮用于肾移植术超前镇痛的效果研究 [J]. 右江医学 , 2022, 50(8): 599-603.

［9］王璇，王敏，田蜜，等 . 超声引导下竖脊肌阻滞在同种异体肾移植术中的应用 [J]. 临床与病理杂志 , 2022, 42(4): 905-910.

［10］吴钿生，周洪彬，黄焕森 . 目标导向液体治疗对肾移植术后早期功能恢复及并发症的影响 [J]. 临床麻醉学杂志 , 2020, 36(10): 980-983.

［11］吴志美，袁建芬，苏敏 . 慢性肾衰竭患者止凝血功能的变化 [J]. 检验医学与临床，2011，8(1)：32-33.

［12］肖亮灿，孙来保 . 硬膜外麻醉下行肾移植术对血流动力学的影响 [J]. 实用医学杂志 , 2000, 16(12)：994-995.

［13］闫文龙，疏树华，王迪，等 . Narcotrend 监测下丙泊酚靶控输注技术在肾移植患者全麻诱导期的应用 [J]. 临床麻醉学杂志 , 2016, 32(9): 841-844.

［14］尹思捷，梁晶光，龚廷，等 .SVV、CVP 和 PAWP 监测肾移植术患者容量变化准确性的比较 [J]. 中华麻醉学杂志 , 2016, 36(5): 598-601.

［15］于清华，舒琏 . 测定血 IL-2、IL-6 水平以评估肾移植后的排斥反应 [J]. 中国免疫学杂志 , 2000, 16(5): 444.

［16］张平安，郑宽君，周心房，等 . 肾移植受者血清 TNF-α 、IL-6 和 SIL-2R 水平变化及临床意义 [J]. 微循环学杂志 , 2009, 19(3): 40-42.

［17］张雪兵，冯博，疏树华 . 右美托咪定对亲属活体肾移植供体围术期肾功能的影响 [J]. 中国临床保健杂志 , 2021, 24(3): 353-357.

［18］郑晓静 . 超声引导下腹横肌平面阻滞联合羟考酮超前镇痛在肾移植手术中的应用 [D]. 合肥安徽医科大学 , 2019.

［19］Albert SG, Ariyan S, Rather A. The effect of etomidate on adrenal function in critical illness: a systematic review[J]. Ariyan Intensive Care Med, 2011, 37(6): 901-910.

［20］Al-Trad B, Wittek T, Gäbel G, et al. Activity of hepatic but not skeletal muscle carnitine palmitoyltransferase enzyme is depressed by intravenous glucose infusions in lactating dairy cows[J]. J Anim Physiol Animal Nutr, 2010, 94(6): 685-695.

［21］Angiolillo DJ, Bernardo E, Capodanno D, et al. Impact of Chronic Kidney Disease on Platelet Function Profiles in Diabetes Mellitus Patients With Coronary Artery Disease Taking Dual Antiplatelet Therapy[J]. J Am Cardiol, 2010, 55(11): 1139-1146.

［22］ Antunes N, Martinusso CA, Takiya CM, et al. Fructose-1, 6 diphosphate as a protective agent for experimental ischemic acute renal failure[J]. Kidney Int, 2006, 69(1): 68-72.

［23］ Artmann AT, Kayser P. Why is Sepsis an Ongoing Clinical Challenge? Lipopolysaccharide Effects on Red Blood Cell Volume[M]// Bioengineering in Cell and Tissue Research. Springer Berlin Heidelberg, 2008: 497-508.

［24］ Asfar P, Meziani F, Hamel J F, et al. High versus Low Blood-Pressure Target in Patients with Septic Shock[J]. N Engl J Med, 2014, 370(17): 1583-1593.

［25］ Aulakh NK, Garg K, Abhishek B, et al. Influence of hemodynamics and intra-operative hydration on biochemical outcome of renal transplant recipients[J]. Anaesthesiol, Clinical Pharmacology, 2015, 31(2): 174-179.

［26］ Bayliss WM.On the local reactions of the a № rial wall to changes of intemal pressure[J].J Physiol, 1902, 28(3)：220-231.

［27］ Bellini L, Vadori M, De Benedictis GM, et al. Effects of opioids on proximal renal tubular cells undergoing ATP depletion[J]. J Pharmacol Sci, 2016, 131(4): 288-291.

［28］ Benes J, Chytra I, Altmann P, et al. Intraoperative fluid optimization using stroke volume variation in high risk surgical patients：results of prospective randomized study [J]. Crit Care, 2010, 14(3): R118.

［29］ Berger MM, Gradwohlmatis I, Brunauer A, et al. Targets of perioperative fluid therapy and their effects on postoperative outcome: a systematic review and meta-analysis[J]. Minerva Anestesiologica, 2015, 81(7): 794-808.

［30］ Calvo R, Suárez E, Rodríguez-Sasiain JM, et al. The influence of renal failure on the kinetics of intravenous midazolam: an "in vitro" and "in vivo" study[J]. Res Commun Chem Pathol Pharmacol, 1992, 78(3): 311-320.

［31］ Campos L, Parada B, Furriel F, et al. Do Intraoperative Hemodynamic Factors of the Recipient Influence Renal Graft Function?[J]. Transplantation Proceedings, 2021, 44(6): 1800-1803.

［32］ Carmellini M, Romagnoli J, Giulianotti PC, et al.Dopamine lowers the incidence of delayed graft function in transplanted kidney patients treated with cyclosporine A[J].Transplant Proc, 1994, 26(5): 2626-2629.

［33］ CavaJeri M, Veroux M, Palenno F, et a1.Perioperative Goal-Directed Therapy during Kidney Transplantation: An Impact Evaluation on the Major Postoperative Complications[J]. J Clin Med, 2019, 8(1): 80.

［34］ Chappell D, Jacob M, Hofmann-Kiefer K, et al. A rational approach to perioperative fluid management[J]. Anesthesiology, 2008, 109(4): 723-740.

［35］ Chou R, Gordon DB, de Leon-Casasola OA, et al.Management of Postoperative Pain: A Clinical Practice Guideline From the American Pain Society, the American Society of Regional Anesthesia and Pain Medicine, and the American Society of Anesthesiologists' Committee on Regional Anesthesia, Executive Committee, and Administrative Council[J]. J Pain, 2016, 17(2): 131-157.

［36］Dalton RS, Webber JN, Cameron C, et al. Physiologic Impact of Low-Dose Dopamine on Renal Function in the Early Post Renal Transplant Period[J]. Transplantation, 2005, 79(11): 1561-1567.

［37］Diaper J, Ellenberger C, Villiger Y, et al. Transoesophageal Doppler monitoring for fluid and hemodynamic treatment during lung surgery[J]. J Clin Monit Comput, 2008, 22(5)：367-374.

［38］Dong R, Guo ZY, Ding JR, et al. Gastrointestinal symptoms: a comparison between patients undergoing peritoneal dialysis and hemodialysis[J]. World J Gastroenterol, 2014, 20(32): 11370-11375.

［39］ Ehrman R, Wira C, Lomax A, et al. Etomidate use in severe sepsis and septic shock patients does not contribute to mortality[J]. Intern Emerg Med, 2011, 6(3): 253-257.

［40］Elsharkawy AM, Sahota O, Maughan RJ, et al. The pathophysiology of fluid and electrolyte balance in the older adult surgical patient[J]. Clinical Nutrition, 2014, 33(1): 6-13.

［41］Ertmer C, Kampmeier T, Rehberg S, et al. Fluid resuscitation in multiple trauma patients[J]. Curr Opi Anaesthesiol, 2011, 24(2): 202-208.

［42］Gabriels G, August C, Grisk O, et al. Impact of renal transplantation on small vessel reactivity[J]. Transplantation, 2003, 75(5): 689-697.

［43］Gambardella I, Gaudino M, Ronco C, et al. Congestive kidney failure in cardiac surgery: the relationship between central venous Pressure and acute kidney injury[J]. Interact Cardiovasc Thorac Surg, 2016, 23(5): 800-805.

［44］Gambardella I, Gaudino M, Ronco C, et al. Congestive kidney failure in cardiac surgery: the relationship between central venous Pressure and acute kidney injury[J]. Interact Cardiovasc Thorac Surg, 2016, 23(5): 800-805.

［45］George W, Crile G.The kinetic theory of shock and its prevention through anoci-association (shockless operation)[J]. The Lacent, 1913, 182(2688): 7-16.

［46］Giulianotti P, Gorodner V, Sbrana F, et al. Robotic transabdominal kidney transplantation in a morbidly obese patient [J].Am J Transplant, 2020, 10(6): 1478-1482.

［47］Goluza E, Topalovi MG, Hudolin T, et al. Disorders of hemostasis in chronic renal failure and renal transplantation[J]. Acta Med Croatica, 2011, 65(4): 337-347.

［48］Grocott MP, Mythen MG, Gan TJ. Perioperative fluid management and clinical outcomes in adults[J]. Anesth Analg, 2005, 100(4): 1093-1106.

［49］Groeneveld AB, Navickis RJ, Wilkes MM. Update on the comparative safety of colloids: a systematic review of clinical studies[J]. Ann Surg, 2011, 253(3): 470.

［50］Gustafsson UO, Hausel J, Thorell A, et al. Adherence to the enhanced recovery after surgery protocol and outcomes after colorectal cancer surgery[J]. Arch Surg. 2011, 146(5): 571-577.

［51］Hanif F, Macrae AN, Littlejohn MG, et al. Outcome of renal transplantation with and without intra-operative diuretics[J]. Interna J Surg, 2011, 9(6): 460-463.

［52］Harper AM.Autoregulation of cerebral blood flow: influence of the arterial blood pressure on the blood flow through the cerebral cortex[J].J Neurol Neurosurg Psychiatry, 1966, 29(5): 398-403.

［53］Hashimoto K, Ozawa Y, Tsurutani A, et al. Efficacy of remifentanil in anesthetic management for living-donor renal transplantation[J]. Masui, 2010, 59(8): 994-999.

［54］Hosseinzadeh H, Golzari S, Abravesh M, et al. Effect of low dose dopamine on early graft function in living unrelated kidney donors[J]. Urolog J, 2012, 9(1): 389-96.

［55］Inoue S, Aiba T, Masaoka Y, et al. Pharmacodynamic characterization of nitric oxide-mediated vasodilatory activity in isolated perfused rat mesenteric artery bed[J]. Biologi Pharm Bulletin, 2011, 34(9): 1487-1492.

［56］Jonge ED, Levi M, Büller H, et al. Decreased circulating levels of von Willebrand factor after intravenous administration of a rapidly degradable hydroxyethyl starch(HES 200/0.5/6) in healthy human subjects[J]. Intensive Care Medicine, 2001, 27(11): 1825-1829.

［57］Kadieva VS, Friedman L, Margolius LP, et al. The effect of dopamine on graft function in patients undergoing renal transplantation[J]. Anesth Analg, 1993, 76(2): 362-365.

［58］Kaur U, Sahu S, Srivastava D, et al. To compare intraoperative goal directed fluid therapy by trans-oesophageal Doppler vis-à-vis FloTrac™ in patients undergoing living related renal transplantation-a prospective randomised controlled study[J]. Indian J Anaesth, 2020, 64(S4): s220-s226.

［59］Kellini L, Vadori M, De Benedictis GM, et al. Effects of opioids on proximal renal tubular cells undergoing ATP depletion[J]. J Pharmacol Sci, 2016, 131(4): 288-291.

［60］Kim M, Ham A, Kim JY, et al .The volatile anesthetic isoflurane induces ecto-5'-nucleotidase (CD73) to protect against renal ischemia and reperfusion injury[J]. Kidney Int, 2013, 84(1): 90-103.

［61］Kim MS, Lee JR, Kim MS, et al. Kidney function in living donors undergoing nephrectomy by sevoflurane or desflurane anesthesia[J]. Yonsei Med J, 2013, 54(5): 1266-1272.

［62］Kim MY, Park JH, Kang NR, et al. Increased risk of acute kidney injury associated with higher infusion rate of mannitol in patients with intracranial hemorrhage[J]. J Neuro, 2014, 120(6): 1340.

［63］Kissin L.Preemptive analgesia [J].Anesthesiology, 2000, 93(4): 1138-1143.

［64］Kong CW, Chang CS, Wu MJ, et al. Transient impact of hemodialysis on gastric myoelectrical activity of uremic patients[J]. Dig Dis Sci, 1998, 43(6): 1159-1164.

［65］Koning OH, Ploeg RJ, van Bockel JH, et al. Risk factors for delayed graft function in cadaveric kidney transplantation: A prospective study of renal function and graft survival after preservation with University of Wisconsin solution in multi-organ donors. European Multicenter Study Group[J]. Transplantation, 1997, 63(11): 1620-1628.

［66］Konkle BA. Acquired disorders of platelet function[J]. Hematology, 2011, 391-396.

［67］Lameire NH, De Vriese AS, Vanholder R. Prevention and nondialytic treatment of acute renal failure[J]. Current Opinion in Critical Care, 2003, 9(6): 481-490.

［68］Lauzurica R, Teixidó J, Serra A, et al. Hydration and mannitol reduce the need for dialysis in cadaveric kidney transplant recipients treated with CyA[J]. Transplant Proc, 1992, 24(1): 46.

［69］Lei L, Jia Y, Zhou H, et al. Propofol Prevents Renal Ischemia-Reperfusion Injury via Inhibiting the Oxidative Stress Pathways[J] Cell Physiol Biochem, 2015, 37(1): 14-26.

［70］Lemmens HJ. Kidney transplantation: recent developments and recommendations for anesthetic management[J]. Anesthesiol Clin North America, 2004, 22(4): 651-662.

［71］Liang Y, Li Z, Mo N, et al. Isoflurane preconditioning ameliorates renal ischemia-reperfusion injury through antiinflammatory and antiapoptotic actions in rats[J]. Biol Pharm Bull, 2014, 37(10): 1599-1605.

［72］Liu J, Kang H, Ma X, et al. Vascular cell glycocalyx mediated vascular remodeling induced by hemodynamic environ mental alteration[J]. Hypertension, 2018, 71: 1201e9.

［73］Momen A, Bower D, Leuenberger UA, et al. Renal vascular response to static handgrip exercise: sympathetic vs. autoregulatory control[J]. AHCP, 2005, 289(4): 1770-1776.

［74］Moreno JM, Rodriguez GI, Wangensteen R, et al. Mechanisms of hydrogen peroxide-induced vasoconstriction in the isolated perfused rat kidney[J]. J Physiol Paris. 2010, 61(3): 325-332.

［75］Morita K, Seki T, Nonomura K, et al. Changes in renal blood flow in response to sympathomimetics in the rat transplanted and denervated kidney[J]. Int J Urol, 1999, 6(1): 24-32.

［76］Nadja E, Sigrist DrMedVet FVH, DACVECC. Use of dopamine in acute renal failure[J]. Journal of Veterinary Emergency & Critical Care, 2007, 17(2): 117-126.

［77］Negi S, Sen I, Arya V, et al. Dexmedetomidine versus fentanyl as coadjuvants of balanced anaesthesia technique in renal transplant recipients[J]. Middle East J Anaesthesiol, 2014, 22(6): 549-557.

［78］Nieuwenhuijs-Moeke GJ, Huijink TM, Pol RA, et al. Intraoperative Fluid Restriction is Associated with Functional Delayed Graft Function in Living Donor Kidney Transplantation: A Retrospective Cohort Analysis[J]. J Clin Med, 2019, 8(10): 1587.

［79］O'Dair J, Evans L, Rigg KM, et al. Routine use of renal-dose dopamine during living donor nephrectomy has no beneficial effect to either donor or recipient[J]. Transplant Pro, 2005, 37(2): 637.

［80］Park JH, Lee JH, Joo DJ, et al. Effect of sevoflurane on grafted kidney function in renal transplantation[J]. Korean J Anesthesiol, 2012, 62(6): 529-535.

［81］Payen D, de Pont AC, Sakr Y, et al. A positive fluid balance is associated with a worse outcome in patients with acute renal failure[J]. Critical Care, 2008, 12(3): 74.

［82］Prowle JR, Bellomo R. Acute Kidney Injury: Specific Interventions and Drugs[M]// Management of Acute Kidney Problems. Springer Berlin Heidelberg, 2010: 229-239.

［83］Prowle JR, Echeverri JE, Ligabo EV, et al. Fluid balance and acute kidney injury[J]. Nat Rev Nephrol, 2010, 6(2): 107-115.

［84］Ragaller MJR, Theilen H, Koch T. Volume Replacement in Critically Ill Patients with Acute Renal Failure[J]. J Am Soc Nephrol, 2001, 12 Suppl 17: S33-S39.

［85］Reeves ST, Finley AC, Skubas NJ, et al. Basic perioperative transesophageal echocardiography examination: a consensus statement of the American Society of Echocardiography and the Society of Cardiovascular Anesthesiologists[J]. J Am Soc Echocardiogr, 2013, 26(5): 443-456.

[86] Sahin SH, Cinar SO, Paksoy I, et al. Comparison between low flow sevoflurane anesthesia and total intravenous anesthesia during intermediate-duration surgery: effects on renal and hepatic toxicity[J]. Hippokratia, 2011, 15(1): 69-74.

[87] SandbergJ, Tyden G, Groth CG. Low-dose dopamine infusion follow ing cadaveric renal transplantation: No effect on the incidence of ATN[J]. Transplant Proc., 1992, 24(1): 357.

[88] Schnuelle P, Gottmann U, Hoeger S, et al. Effects of donor pretreatment with dopamine on graft function after kidney transplantation: a randomized controlled trial[J]. Jama the J Am Med Associ, 2009, 302(10): 1067-1075.

[89] Schnuelle P, Yard B A, Braun C, et al. Impact of donor dopamine on immediate graft function after kidney transplantation[J]. Am J Transplant, 2004, 4(3): 419-426.

[90] Kellum JA, M Decker J. Use of dopamine in acute renal failure: a meta-analysis. Crit Care Med. 2001 Aug, 29(8): 1526-31.

[91] Si Y, Bao H, Han L, et al.Dexmedetomidine attenuation of renal ischaemia-reperfusion injury requires sirtuin 3 activation[J].Br J Anaesth, 2018, 121(6): 1260-1271.

[92] Sindwani G, Sahu S, Suri A, et al. Efficacy of ultrasound guided quadratus lumborum block as postoperative analgesia in renal transplantation recipients: A randomised double blind clinical study[J]. Indian J Anaesth, 2020, 64(7): 605-610.

[93] Smudla A, Trimmel D, Szabó G, et al. Systolic Blood Pressure Pattern: The Tick Mark Signal of Delayed Renal Graft Function[J]. Transplant Proc, 2019, 51(4): 1226-1230.

[94] Snoeijs MGJ, Wiermans B, Christiaans MH, et al. Recipient hemodynamics during non-heart-beating donor kidney transplantation are major predictors of primary nonfunction[J]. Am J Transplant, 2007, 7(5): 1158-1166.

[95] Song JC, Zhang MZ, Wu QC. Sevoflurane has no adverse effects on renal function in cirrhotic patients: a comparison with propofol[J]. Acta Anaesthesiol Scand, 2013, 57(7): 896-902.

[96] Spicer ST, Gruenewald S, OConnell PJ, et al. Low-dose dopamine after kidney transplantation: Assessment by Doppler ultrasound[J]. Clin Transplant, 1999, 13(6): 479-483.

[97] Strauss RG, Pennell BJ, Stump DC. A randomized, blinded trial comparing the hemostatic effects of pentastarch versus hetastarch[J]. Transfusion, 2002, 42(42): 27-36.

[98] Szturz P, Kula R, Tichy J, et al. Individual goal-directed intraoperative fluid management of initially hypovolemic patients for elective major urological surgery[J]. Bratisl Lek Listy, 2014, 115(10): 653-659.

[99] Toyda D, Fukuda M, Iwasaki R, et al. The comparison between stroke volume variation and filling pressure as an estimate of right ventricular preload in patients undergoing renal transplantation[J]. J Anesth, 2015, 29(1): 40-46.

[100] Tyson M, Castle E, Andrews P, et al. Early graft function after laparoscopically procured living

donor kidney transplantation[J]. J Urolog, 2010, 184(4): 1434-1439.

［101］Vaughns J, Rongen A V, Williams E, et al. The pharmacokinetics of IV midazolam in obese [morbidly] adolescents: 9AP2-1[J]. Eur J Anaesthesiol, 2012, 32(12): 3927-3936.

［102］Venkataram R, Kellum JA. The Role of Diuretic Agents in the Management of Acute Renal Failure[J]. Contrib Nephrol, 2001, 132(132): 158-170.

［103］Walsh M, Devereaux PJ, Garg AX, et al. Relationship between intraoperative mean arterial pressure and clinical outcomes after noncardiac surgery: toward an empirical definition of hypotension[J]. Anesthesiology, 2013, 119(3): 507-515.

［104］Walsh SR, Tang TY, Farooq N, et al. Perioperative fluid restriction reduces complications after major gastrointestinal surgery [J]. Surgery, 2008, 143(4): 466-468.

［105］Wick EC, Grant MC, Wu CL.Postoperative multimodal analgesia pain management with nonopioid analgesics and techniques: A review[J]. JAMA Surg, 2017, 152(7): 691-697.

［106］Wilmore DW, Kehlet H. Management of patients in fast track surgery[J]. BMJ, 2001, 322(7284): 473-476.

［107］Yang P, Luo Y, Lin L, et al. The efficacy of transversus abdominis plane block with or without dexmedetomidine for postoperative analgesia in renal transplantation. A randomized controlled trial[J]. Int J Surg, 2020, 79: 196-201.

［108］Yoo YC, Yoo KJ, Lim BJ, et al. Propofol attenuates renal ischemia-reperfusion injury aggravated by hyperglycemia[J] J Surg Res, 2013, 183(2): 783-791.

［109］Zhang Y, Chen H, Yu W, et al. Effectiveness of central venous pressure versus stroke volume variation in guiding fluid management in renal transplantation[J]. Am J Transl Res, 2021, 13(7): 7848-7856.

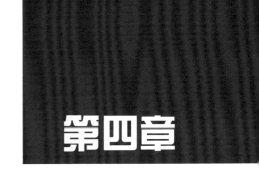

第四章

机器人肾移植手术入路建立

机器人肾移植（RAKT）常用的手术入路有经腹腔途径和经腹膜外途径。手术入路的选择主要依据患者的身体质量指数（BMI）、有无腹部手术史、供肾体积、受体髂血管情况及术者的偏好与习惯等因素综合考虑，以确保手术安全。

第一节　机器人肾移植手术入路的发展与特点

2002 年法国 Henri Mondor 医院进行了第一例手辅助下达·芬奇机器人肾脏移植（图 4-1-1），该手术借助经典开放手术切口显露术野，在人手辅助下使用机器人完成髂外动脉和静脉的解剖、移植肾血管和输尿管吻合，手术时间为 178 min，冷缺血时间为 26 h 45 min，血管吻合时间为 57 min，手术效果良好。

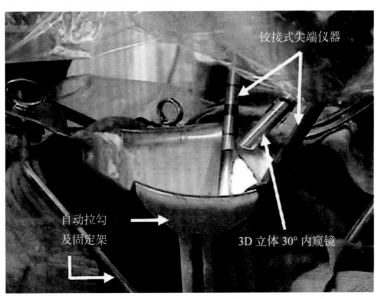

图 4-1-1　第一例手辅助下达·芬奇机器人肾移植术，右侧为头部

［引自 Hoznek Andrá, Zaki Safwit K, Samadi David B, et al. Robotic assisted kidney transplantation: an initial experience[J]. J Urology, 2002, 167(4): 1604-1606. ］

随着第一个案例的成功，机器人肾移植技术的发展就此开始。2010 年，美国伊利诺伊州芝加哥大学的 Giulianotti 等完成了第 1 例肥胖患者的全机器人肾脏移植（图 4-1-2 至图 4-1-5），该受者 BMI 为 41 kg/m^2，因过于肥胖而被认为不适合接受常规开放手术，后采用机器人系统完成肾移植。此例手术采用经腹手术入路，通过绕脐直切口放入肾脏，总手术时间 223 min，冷缺血时间 11 h，热缺血时间 50 min，术中即刻来尿，成功凸显了机器人肾移植的优势，也促进了该技术在其他中心的探索和应用。

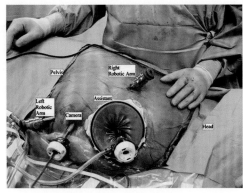

图 4-1-2　Trocar 摆放

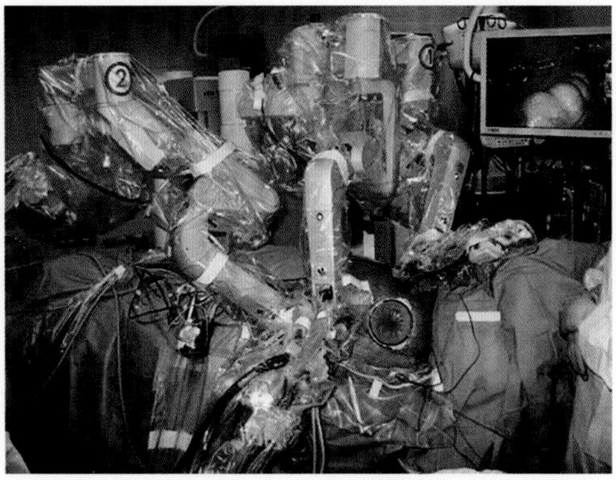

图 4-1-3　对接机器人

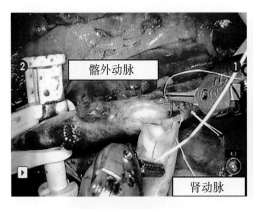

图 4-1-4　动脉吻合

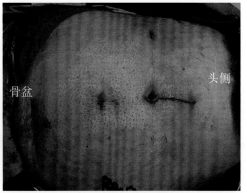

图 4-1-5　手术切口

［图 4-1-2 至图 4-1-5 引自 Giulianotti P,Gorodner V,Sbrana F,et al.Robotic transabdominal kidney transplantation in a morbidly obese patient[J]. Am J Transplantaion, 2010, 10(6): 1478-1482.］

关于 RAKT 的具体手术入路及操作流程，目前并没有国际公认的标准手术方案。最广为接受的相对标准手术方案为美国底特律 Vattikuti 泌尿外科研究所和印度 Medanta 医院共同提出的 Vattikuti-Medanta 技术。手术过程如下：①受者采用头低脚高截石位，在约脐平面做 3 个机器人操作通道和 1 个辅助通道；②绕脐做一个约

5 cm 直切口，放入 Gel-Point 装置，通过该装置可放入肾脏并在术中需要时加入冰屑，同时可作为镜头和辅助通道（图 4-1-6）；③血管床和膀胱的准备（图 4-1-7）；④准备供体移植物，从 Gel POINT 装置放入冰屑包裹的肾脏（图 4-1-8）；⑤完成动静脉端侧吻合（图 4-1-9、图 4-1-10）；⑥开放循环，将肾脏放置于髂窝，以腹膜片固定；⑦输尿管膀胱吻合（图 4-1-11）。

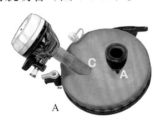

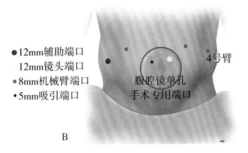

图 4-1-6 操作通道及辅助通道

A. 带镜头孔 C 和辅助孔 A 的 Gel Seal 盖；B. Trocar 及置肾通道示意图

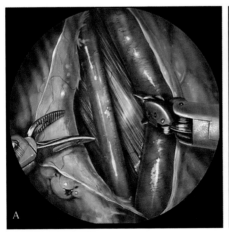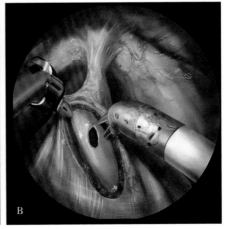

图 4-1-7 血管床和膀胱的准备

A. 显露髂外动静脉；B. 膀胱准备

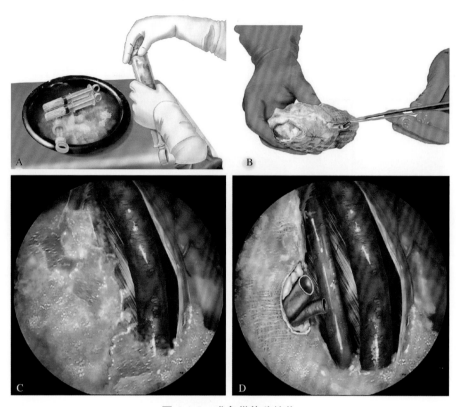

图 4-1-8　准备供体移植物

　　A. 准备多个改良的 Toomey 注射器（切掉乳头）以快速输送冰泥；B. 将移植肾包裹在装满冰泥的纱布中；C. 血管床垫冰泥，以在置入移植肾前局部冷却；D. 在置入移植肾后立即推送冰泥至肾脏，以实现均匀冷却

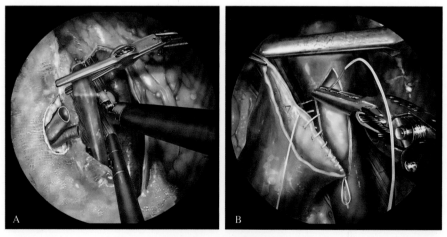

图 4-1-9　静脉端吻合

A. 血管夹阻断髂外静脉；B. 静脉吻合

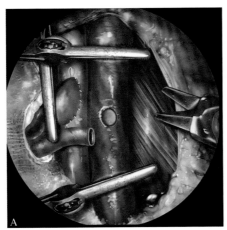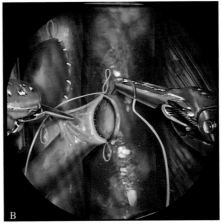

图 4-1-10　动脉端吻合

A. 使用 3.6 mm 主动脉打孔器髂外动脉开孔；B. 动脉吻合

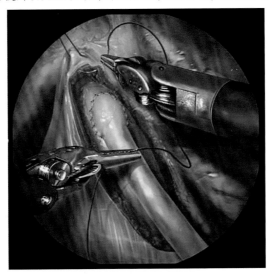

图 4-1-11　输尿管膀胱吻合

［图 4-1-6 至图 4-1-11 引自 Menon Mani, Sood Akshay, Bhandari Mahendra,et al. Robotic kidney transplantation with regional hypothermia: a step-by-step description of the Vattikuti Urology Institute-Medanta technique (IDEAL phase 2a) [J]. European Urology, 2014, 65(5): 991-1000. doi:10.1016/j.eururo. 2013.12.006］

　　目前 RAKT 入路已获得较大的创新和发展，依据是否进入腹腔分为经腹腔途径和经腹膜外途径；两种途径均可根据受体的血管条件将移植肾摆放在左髂窝或右髂窝（图 4-1-12）。常见的置肾切口包括经腹横切口（Pfannenstiel 切口）（图 4-1-13）、下腹正中切口（图 4-1-14）、绕脐切口（图 4-1-15），女性患者可经阴道置入移植肾

（图 4-1-16、图 4-1-17）。

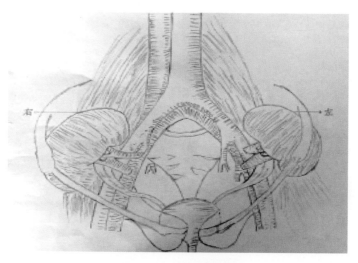

图 4-1-12　髂窝肾移植

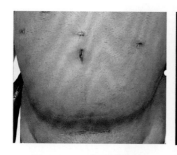

图 4-1-13　经腹横切口

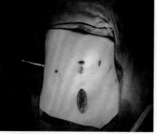

图 4-1-14　下腹正中切口

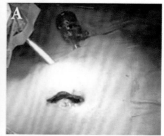

图 4-1-15　绕脐切口

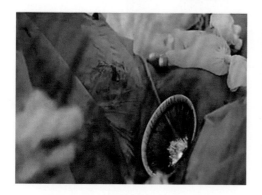

图 4-1-16　经阴道置入供肾外面观

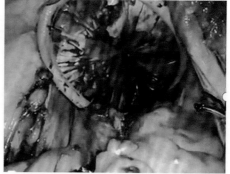

图 4-1-17　经阴道置入供肾内面观

［图 4-1-16、图 4-1-17 引自 Hoznek Andrá, Zaki Safwit K, Samadi David B, et al. Robotic assisted kidney transplantation: an initial experience[J]. J Urology, 2002, 167(4): 1604-1606.］

目前 RAKT 通常将移植肾放置于右髂窝，因为右侧髂窝的血管较浅，血管走形相对平直，血管游离及吻合相对容易。如受体右侧髂血管存在闭锁、狭窄、严重动脉硬化、血管炎等血管病变时，可选择将移植肾放置于左髂窝。血管吻合多采用供肾动静脉与受体髂外动静脉端侧吻合，特殊情况下可选用髂内动静脉、下腔静脉进行吻合，但腔镜下游离髂内动静脉相对困难，需谨慎选择。

第二节　经腹腔入路机器人肾移植

经腹腔入路操作空间大，解剖结构为大家所熟知，是目前 RAKT 最广泛采用的手术入路。该术式需进入腹腔，其优势是可以通过剪开侧腹膜，规范地建立肾巢（图 4-2-1），并通过腹膜外游离髂血管和膀胱。术后关闭侧腹膜可使移植肾完全腹膜外化并相对固定。

如果既往有多次腹部手术史或极度肥胖的患者，经腹腔途径易受腹腔内容物的干扰，存在一定的腹腔脏器损伤风险。为减少肠道干扰，术中患者多采取平卧位，头低脚高 30° ～ 45°（图 4-2-2），但该体位易影响患者的心脏容量负荷、肺部的通气功能，增加术中、术后脑水肿发生风险。术中头低脚高卧位程度应根据患者的耐受情况，由主刀医师与麻醉医师共同讨论，个体化管理。

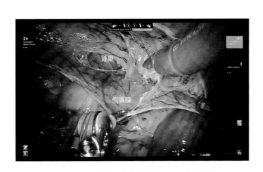

图 4-2-1　剪开侧腹膜，建立肾巢

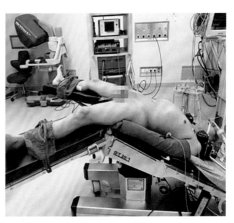

图 4-2-2　平卧位，头低脚高 30° ～ 45°

第三节　经腹膜外入路机器人肾移植

20 世纪 90 年代初，多个中心报道了通过腹腔镜全腹膜外入路进行腹腔镜腹股沟疝修补术，后该术式得到迅速推广。从那时起，外科医生意识到这种方法存在许多潜在优势，并将其应用于其他领域。如腹膜外前列腺根治性切除术、腹膜外膀胱颈悬吊术、腹膜外子宫悬吊术、腹膜外精索静脉曲张切除术、腹膜外结肠造口、腹膜外子宫切除术等。

经腹膜外入路的基本原理是在腹膜外人工制造一个类似于腹腔的空间，通过该空间进行腹膜外脏器手术。多年来，相关学科专家对该技术进行了不断改进，腹膜外技术趋于完善。该手术途径利用了开放手术的解剖层面并结合腹腔镜手术的技术优势，兼具直观、微创、安全的优点。

经腹膜外路径的优势在于不需要打开腹膜，且腹膜可起到自然牵引作用，减少手术来自腹腔内容物的干扰，从而减少了腹腔脏器损伤、疝气和肠梗阻等并发症的发生率（图 4-3-1）。同时，术中采取平卧位，头低脚高卧位 15° ~ 30° 即可（图 4-3-2），较经腹腔途径体位的角度小，有降低脑水肿等相关手术并发症风险的优势。研究证实，经腹膜外入路的手术患者肠道功能恢复更快，住院时间更短。该入路适合不宜或难以采用经腹腔入路的患者，尤其是既往有腹腔手术史的患者。

与经腹腔入路相比，该入路的操作空间相对狭小，不适合实施该术式的人群包括：①肥胖患者，腹膜外空间狭小，不宜选择腹膜外途径；②体型瘦小者，腹膜较薄，容易破损，术中容易出现皮下气肿，尤其是供肾体积过大而受体过瘦者，不宜选择腹膜外入路；③因局部粘连导致手术空间的建立和操作困难者，如双侧腹股沟疝疝片修补术的患者，但对于无疝片修补和单侧腹股沟疝修补而言，修补术并不会明显增加手术难度；④存在 CO_2 蓄积风险（如慢性阻塞性肺疾病、心肺疾病）患者。

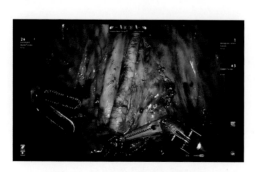

图 4-3-1　机器人腹膜外肾移植

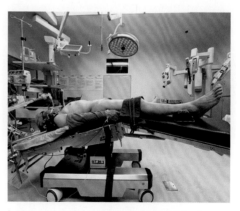

图 4-3-2　头低脚高卧位（腹膜外途径）

第四节　肾脏置入通道

常见的置入肾脏切口包括绕脐直切口和经腹横切口，两者各有优势。绕脐切口结合 Gel-Point 或手辅助装置，除可放入肾脏外，还可同时作为镜头孔和辅助通道，并在术中需要时通过该通道加入冰屑。但入肾和术中加冰时需取下 Gel-Point，或者通过手辅助装置进行操作。

目前 RAKT 大多采用下腹经腹横切口来放置移植物，其优势如下：①可在直视下将肾脏放至适当位置；②在需要紧急中转开放手术时，只需向侧面延长切口即可，方便快捷；③经腹横切口愈合后与皮纹相符，容易被下装遮挡，术后较为美观。其主要缺点为创伤较大，需切断肌肉、神经。

与绕脐直切口和经腹横切口相比，下腹正中纵行切口更具优势。该切口优势如下：①由皮肤到腹膜更为直接，经腹白线进入，不破坏肌层，简单、快速、损伤小、出血少；②同样可在直视下将肾脏放至适当位置；③对于腹壁厚、肥胖患者，切口并发症更低；移植肾远离手术切口，避免切口并发症对移植肾的影响。此处神经分布少，术后切口疼痛轻。

此外，2015 年 7 月，Doumerc 等发表了首例经阴道将肾脏置入的全机器人肾移植术（图 4-4-1）。后续报道证实经阴道途径进行活体供体肾切除术和肾脏移植是安全可行的。经阴道置入肾脏可以避免在腹部做切口，仅需几个操作通道，使切口更加美观。同时，阴道后 2/3 没有体神经支配，术后疼痛更轻。目前全球范围内仅少数医院开展该技术，但临床结果令人鼓舞。该方式目前仅适用于部分有阴道分娩史的女性患者，现有文献均为小样本或个案报道，尚缺乏大样本对照研究。目前国内四川大学华西医院已成功开展该项技术并取得满意效果（图 4-4-2）。

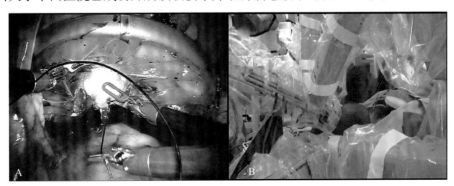

图 4-4-1　经阴道将肾脏置入的全机器人肾移植术

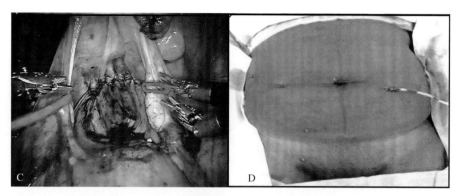

图 4-4-1（续）

A. 使用 Alexis 牵开器（美国兰乔·圣玛格丽塔牧场，Applied Medical）经阴道入路（绿色圆圈）；使用 Endobag（法国 Chaumont，Landanger，法国）将肾脏插入，以帮助供肾进入并避免损伤供肾；B. 外部侧视图显示牵开器的黄色末端，可在不破坏气腹的情况下置入器械；C. 使用 V-Loc 3/0 缝线缝合阴道后壁；D. 手术结束

［引自 Doumerc Nicolas, Roumiguié Mathieu, Rischmann Pascal, et al. Totally Robotic Approach with Transvaginal Insertion for Kidney Transplantations[J]. European Urology, 2015, 68(6): 1103-1104.］

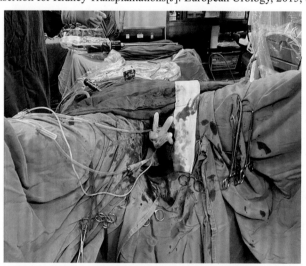

图 4-4-2　经阴道置入供肾的外部视图

孙　洵　崔建春

参考文献

［1］Doumerc Nicolas, Roumiguié Mathieu, Rischmann Pascal, et al. Totally Robotic Approach with Transvaginal Insertion for Kidney Transplantation[J]. European Urology, 2015, 6(6): 1103-1104.

［2］Giulianotti P, Gorodner V, Sbrana F, et al. Robotic transabdominal kidney transplantation in a morbidly obese patient[J]. American Journal of Transplantaion, 2010, 10(6): 1478-1482.

［3］Hoznek Andrá, Zaki Safwit K, Samadi David B, et al. Robotic assisted kidney transplantation: an initial experience[J]. Journal of Urology, 2002, 167(4): 1604-1606.

［4］Hoznek Andrá, Zaki Safwit K, Samadi David B, et al. Robotic assisted kidney transplantation: an initial experience[J]. Journal of Urology, 2002, 167(4): 1604-1606.

［5］Menon Mani, Sood Akshay, Bhandari Mahendra, et al. Robotic kidney transplantation with regional hypothermia: a step-by-step description of the Vattikuti Urology Institute-Medanta technique (IDEAL phase 2a)[J]. European Urology, 2014, 65(5):991-1000.

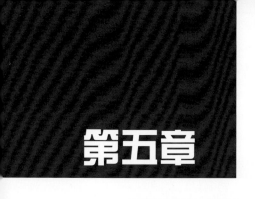

第五章

机器人肾移植供肾工作台手术

第一节 手术器械及耗材

一、手术器械

（1）蚊式止血钳：适于分离小血管及神经周围的结缔组织，用于小血管的止血，准备 10 把备用（图 5-1-1）。

（2）精细组织剪：用于组织的精细剪切、分离（图 5-1-2）。

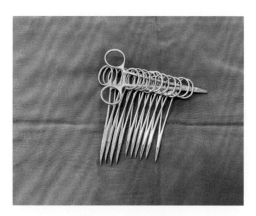

图 5-1-1　蚊式止血钳

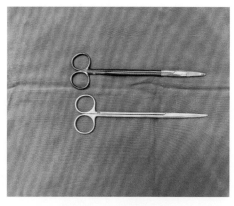

图 5-1-2　精细组织剪

（3）眼科剪：用于儿童供体血管的精细剪切、分离（图 5-1-3）。

（4）血管镊：用于夹持、辅助显露及缝合组织（图 5-1-4）。

（5）持针器：主要用于夹持缝针缝合血管及组织，也用于器械打结（图 5-1-5）。

（6）血管阻断夹：用于肾脏灌注时夹闭肾静脉试漏（图 5-1-6）。

（7）钢尺：用于准确测量肾脏大小，血管长度、直径。

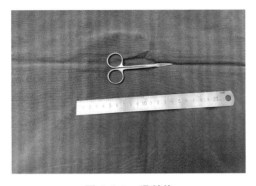

图 5-1-3　眼科剪

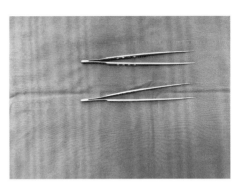

图 5-1-4　血管镊

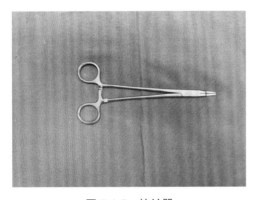

图 5-1-5　持针器

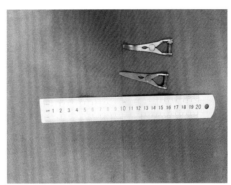

图 5-1-6　血管阻断夹

（8）线剪、组织剪：用于剪断结扎血管或组织的缝线；修剪粗糙的组织（图 5-1-7）。

（9）无菌手术盆：用于盛装供肾，一般准备 2 个，左、右肾分离后分开放置，避免修肾时误伤（图 5-1-8）。

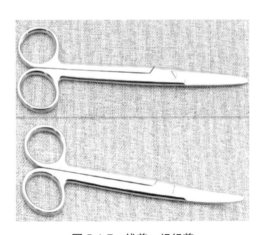

图 5-1-7　线剪、组织剪

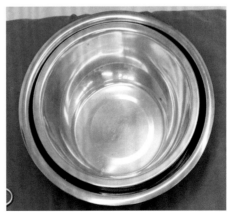

图 5-1-8　无菌手术盆

二、手术耗材

（1）血管缝线：常用 5-0、6-0 Prolene 聚丙烯不可吸收缝合线，用于下腔静脉成形延长右肾静脉，血管表面小分支出血的缝扎。

（2）器官保存液：威斯康星大学保存液（University of Wisconsin solution，UW液）（图 5-1-9）是一种高钾、无钠的高渗液体，其离子成分和细胞内液相似。UW液的缺点为其中的腺苷有可能形成结晶，需要在灌注管道中置入滤网；高黏滞度导致器官灌洗不充分，有导致缺血性胆道并发症和移植物微循环障碍的可能；高钾成分有导致心搏骤停的风险。组氨酸 - 色氨酸 - 酮戊二酸盐液（histidine-tryptophan-ketoglutarate solution，HTK 液）（图 5-1-10）是一种晶体液，最初被用作心脏停搏液，它的渗透压略低于细胞内液，与 UW 液相比，HTK 液更为廉价，黏滞度较低，含钾量较低，灌注管道内不需要置入滤网。

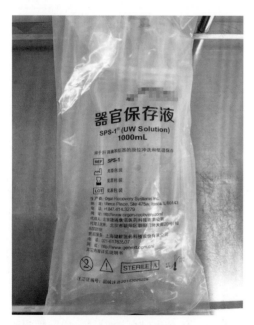

图 5-1-9　UW 液

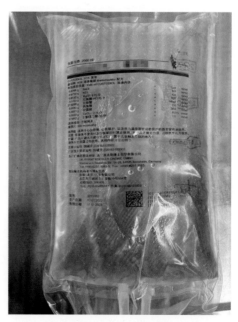

图 5-1-10　HTK 液

（3）肾脏转运器（Lifeport）：肾脏转运器（图 5-1-11、图 5-1-12）具有评估肾脏质量、清除残存血栓、改善肾脏微循环、降低灌注阻力、保护肾脏、降低肾功能延迟恢复（DGF）发生率的作用，适用于公民逝世后器官捐献供肾的体外灌注和保存，尤其是适用于需要长时间运输的供肾，以及高龄、高血压病史、糖尿病病史、心肺复苏史、低血压灌注状态、肾功能损伤和获取时灌注不良的供肾。肾移植多为急诊手术，如与其他机器人手术时间冲突时可使用肾脏转运器灌注肾脏，延长等待时间。

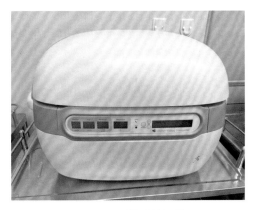

图 5-1-11　肾脏转运器

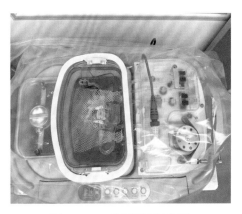

图 5-1-12　转运器灌注肾脏

谭顺成　　胡　伟

第二节　肾脏解剖

肾脏是泌尿系统非常重要的实质脏器，在人体内维持水、电解质和酸碱平衡、保持内环境相对稳定、排泄体内代谢产物等方面起着非常重要的作用。

一、肾的形态

肾脏是成对的器官，左右各一。每个肾脏一般长 10 ~ 12 cm，宽 5 ~ 6 cm，厚 2.5 ~ 3.0 cm，成年男性一个肾脏的重量为 125 ~ 170 g，成年女性一个肾脏的重量为 115 ~ 155 g。肾分为内外两缘、前后两面及上下两极。肾门是内侧缘中部凹陷的地方，有血管、淋巴管、神经和肾盂出入。出入肾门的结构合称肾蒂，由于下腔静脉的位置偏右，致使右侧肾蒂较左侧短。肾蒂的主要结构排列关系为：由上到下依次为肾动脉、肾静脉和肾盂，由前向后依次为肾静脉、肾动脉和肾盂。肾门伸向肾实质的腔隙称肾窦，内含肾动脉、肾静脉的主要分支和属支、肾小盏、肾大盏、肾盂、神经和脂肪组织等（图 5-2-1、图 5-2-2）。

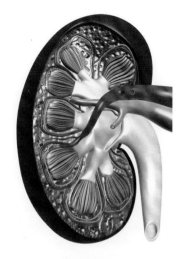

图 5-2-1　肾脏内部结构（一）

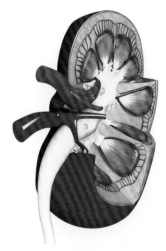

图 5-2-2　肾脏内部结构（二）

二、肾脏的位置和毗邻

肾是腹膜后器官。右肾由于受肝右叶的影响，右肾低于左肾 1～2 cm，右肾上极平第 1 腰椎顶部，下极平第 3 腰椎底部，左肾位于第 12 胸椎和第 3 腰椎间。临床上，肾的位置与体型有关，瘦高型的人，肾的位置相对较低，矮胖型者较高。

肾脏后面的毗邻关系在左右肾大致相同，第 12 肋以上的部分与膈相邻，并借膈与胸膜腔相邻。肾脏后面下方由内向外侧依次为腰大肌、腰方肌和腹横肌腱膜。肾脏前面的毗邻关系除左右肾上极内侧外均与肾上腺相邻、共同被肾筋膜包绕，两者之间隔以疏松结缔组织。两肾的内下方以肾盂续输尿管。左肾的内侧有腹主动脉，左肾前面的上部与胃底后壁接触，中部与胰尾和脾血管毗邻，下半部邻接空肠。左肾的外侧缘大半部与脾毗邻，外侧缘下部经腹膜与结肠左曲相隔。右肾前面上极除与右肾上腺相邻外，大部分隔腹膜与肝毗邻、小部分无腹膜处为肝裸区，肝肾之间的腹膜延伸为肝肾韧带。前面邻近肾门处与十二指肠降部直接相邻，前面下部邻接肠肝曲，内侧隔腹膜与空肠或回肠毗邻（图 5-2-3）。

三、肾脏的血管和淋巴

肾动脉一般为一支主干，发自肠系膜上动脉下方的主动脉，但约有 25% 的肾脏为多支动脉。肾动脉在进入肾门之前分出肾上腺下动脉及供应肾盂和输尿管上段的分支。右肾动脉走行在下腔静脉和肾静脉的后方，左肾动脉位于左肾静脉上后方。肾动脉没有交通支，在肾内呈节段性分布。绝大多数肾动脉分为5支肾段动脉，每支肾段动脉分布到固定区域的肾实质，称肾段。肾动脉分成前后两支进入肾窦，后支于肾盂后方经过并供应肾后段，前支于肾盂和肾静脉之间走行，发出分支供应肾上段、下段、上前段、下前段和后段（图5-2-4）。

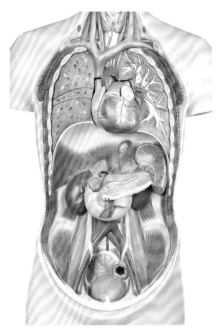

　　静脉的肾内属支与相应动脉伴行，无节段性，并存在广泛吻合支。出肾后常汇合成一条或数条主干，位于肾动脉的前方。右肾静脉短，汇入下腔静脉，极少有来自肾外的属支。左肾静脉较长，

图 5-2-3　肾脏的毗邻

跨过主动脉前方汇入下腔静脉，汇入下腔静脉前常接受来自肾外的属支，膈下静脉、肾上腺静脉位于上方，性腺静脉（卵巢或精索静脉）位于下方，腰静脉位于后方汇入肾静脉。右肾的淋巴管经肾门于肾血管上下方汇入下腔静脉外侧及腔静脉与腹主动脉之间的淋巴结，左肾的淋巴引流经肾血管上下方流入主动脉外侧淋巴结。

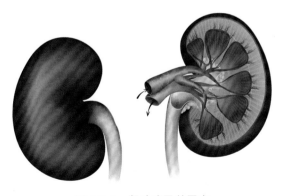

图 5-2-4　肾动脉及其属支

四、肾脏血管的解剖变异

肾移植手术的成功有赖于供体肾动、静脉与受体髂血管的良好吻合，而良好吻合不仅与受体血管条件有关，还与供肾血管的状态有关。在获取亲属供肾或肾移植时，为避免肾血管损伤，对肾血管进行应用解剖学研究，为肾移植手术提供解剖依据。

（一）肾动脉的变异

文献报道肾动脉长度左侧平均为 2.62 ~ 3.30 cm，右侧平均为 3.49 ~ 4.21 cm；管径为 0.68 ~ 0.70 cm。而根据中国人体质调查结果显示：左肾动脉长度为（2.62 ± 1.19）cm，右肾动脉长度为（3.49 ± 1.43）cm，管径为 0.574 cm。并且，中国人体质调查显示：男性肾动脉的长度和管径明显大于女性；无论男女，右侧肾动脉的管径均大于左侧。

肾动脉多平对第 1 ~ 2 腰椎间盘高度，起自腹主动脉侧面，于肾静脉后上方横行向外，经肾门入肾。胚胎时期，后肾的血液供应随着肾的上升，高位新的血管建立和低位旧的血管退化消失，一般最后仅保留 1 支肾动脉和肾静脉。如果血管退化不完全，会导致肾血管出现变异。肾动脉变异比较常见，且以数目的异常多见。肾动脉的支数多为 1 支占比 85.80%，2 支占比 12.57%，3 ~ 5 支占比 1.63%，较少见（图 5-2-5）。

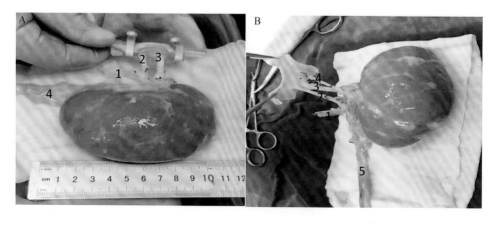

图 5-2-5　肾动脉的变异（一）

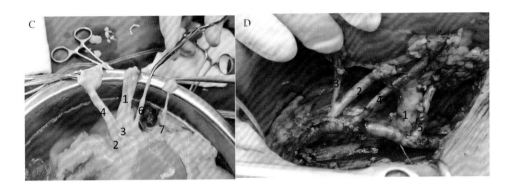

图 5-2-5（续）

A.1 为肾静脉，2、3 为肾动脉，4 为输尿管；B.1 为肾静脉，2、3、4 为肾动脉，5 为输尿管。C.1 为肾静脉，2、3 为肾动脉入肾门分支，4 为肾动脉，6、7 为副肾动脉；D. 肾移植开放后：1 为肾静脉；2、3、4、5 为肾动脉

（二）肾动脉变异的处理概要

1. 供肾动脉口径细小

①修肾时，保留供肾腹主动脉瓣片；②与髂动脉吻合口径相差较大且无动脉瓣片时，供肾动脉"V"字裁剪，间断缝合。

2. 双支供肾动脉

①双支供肾动脉相距近且带有主动脉瓣片时，修剪主动脉瓣片与髂动脉端侧吻合；②双支供肾动脉开口远带或不带主动脉瓣片时将两只动脉血管开口间的主动脉瓣片修剪缩短距离再行吻合；分支供肾动脉分别与髂外动脉吻合或分别与髂外、髂内动脉吻合。

3. 3 支或 3 支以上供肾动脉

①将 3 支裤衩式缝合成两只吻合；②充分游离受者髂内动脉远端恒定分支（髂内动脉的远端分支有臀上动脉、髂腰动脉、髂外侧动脉、闭孔动脉），将供者分支与受者髂动脉分支吻合，使得髂内动脉主干成为供肾动脉主干。

（三）副肾动脉的变异

我国解剖学教科书中将副肾动脉定义为："不经肾门入肾的动脉为副肾动脉"，国外将肾动脉按支数分为单支肾动脉和多支肾动脉。从主动脉发出的多支动脉（即腹主动脉有多个开口）至肾脏，无论其大小，均称为多支肾动脉，根据血管口径及供应区域大小，多支肾动脉中直径最大的称为主肾动脉，即肾动脉，其他的则称为副肾动脉（图 5-2-6）。副肾动脉起源于主动脉 T_{11} ~ L_4 水平的任何位置，大多注入肾上极占（57.35±2.10）%；中国人体质报告显示：发自主动脉占（36.25±2.40）%，发自肾动脉主干占（51.0±2.49）%。少数情况下起源于腰动脉、肾上腺、腹腔干、肠系膜上下动脉、髂总动脉、骶正中动脉、膈下动脉和脾动脉等（图 5-2-7）。

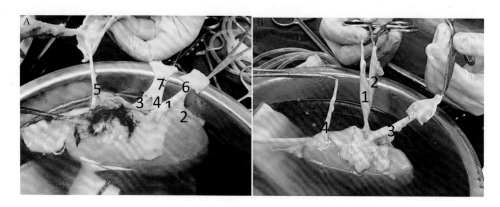

图 5-2-6　肾动脉的变异（二）

A.1、2 为肾动脉入肾门分支，3、4 为肾静脉入肾门分支，5 为副肾动脉，6 为肾动脉，7 为肾静脉；B.1、2 为肾静脉，3 为肾动脉，4 为副肾动脉

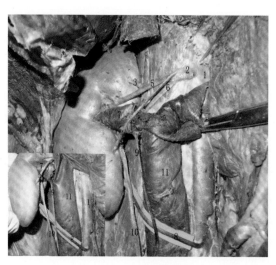

图 5-2-7　副肾动脉的起源

1.腹主动脉；2.右肾动脉；3.右肾动脉前支发出右副肾动脉；4.右副肾动脉；5.右肾动脉上支；6.右肾动脉下支；7.右肾静脉；8腹主动脉右前侧壁发出右副肾动脉；9.右睾丸静脉；10.右输尿管；11.下腔静脉

不同研究中成人副肾动脉的出现率存在差异，范围宽达 9% ~ 76%。由于副肾

动脉为肾脏相应区域的终末供血动脉，其在泌尿外科特别是在肾移植手术中具有重要的临床意义。血管的良好吻合是肾移植手术成功的基础，在肾移植取肾和修肾过程中，各个部位副肾动脉的保护和重建非常重要，术中应尽量避免损伤和结扎副肾动脉，尽可能恢复各支副肾动脉的血供，以免造成肾脏相应区域的缺血坏死，导致有功能肾单位的丢失。但是，过多的副肾动脉吻合重建将增加手术的复杂度，吻合多支动脉将造成手术时间及肾脏的缺血时间延长、吻合口相关并发症发生率提高、术后肾功能恢复延迟、排异反应的风险增大等多方面问题。

（四）副肾动脉、极支动脉处理概要

国内对副肾动脉保留的标准是副肾动脉的供血区域超过 1/5 肾表面，或者血管直径＞1 mm。对于来自肾动脉主干的极支动脉分支，处理也可借鉴上述原则（引自《中国肾移植手册》）。而据相关文献报道，由于在解剖上可利用的动脉中，腹壁下动脉的管径最为接近副肾动脉，腹壁下动脉在腹直肌外侧缘的血管内径为（1.59±0.22）mm，并且腹壁下动脉可游离长度较长，足以保证无张力吻合，可以将供肾副动脉与受者腹壁下动脉端端吻合（图 5-2-8）。

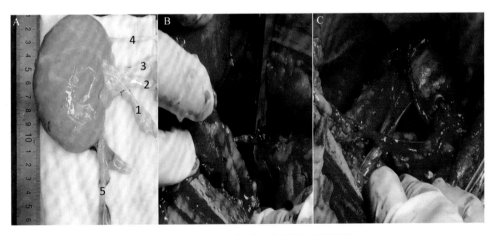

图 5-2-8　供肾副动脉与受者腹壁下动脉端端吻合

A. 1 为肾静脉，2 为肾动脉，3、4 副肾动脉，5 为输尿管；B. 1 为肾移植开放后肾静脉，2 为肾移植开放后肾动脉，3 为副肾动脉与腹壁下动脉端端吻合开放后，4 较细副肾动脉直接结扎；C. 1 为副肾动脉与腹壁下动脉端端吻合开放后放入髂窝，2 为输尿管，3 为精索。

（五）肾静脉的变异

有文献报道肾静脉长度左侧平均为 6.18 cm，右侧平均为 2.22 cm；管径左

侧、右侧分别为 1.74 cm 和 1.49 cm。根据中国人体质报告显示左肾静脉长度为
（6.47±0.13）cm，右肾静脉长度为（2.75±0.060）cm，管径为 0.574 cm。并且，
有研究显示：男性肾静脉长度、管径大于女性；左肾静脉比右肾静脉长 2 倍以上。
肾静脉多为 1 支，肾静脉变异相对较少，1 支肾静脉占 81%～98%，2 支占 2%～18%
（图 5-2-9），3 支仅占 1.6%～3%。肾静脉变异的情况主要是肾静脉数量存在变异
及其他静脉走行的变异致其直接进入肾静脉，且肾静脉变异以 2 支型为主，极少数
肾静脉汇入髂总静脉（图 5-2-10）。

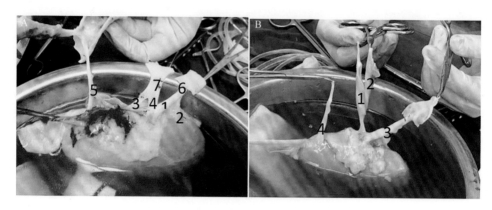

图 5-2-9　肾的动静脉分支

A. 1、2 为肾动脉入肾门分支；3、4 为肾静脉入肾门分支；5 为副肾动脉；6 为肾动脉；7 为肾静脉。
B. 1、2 为肾静脉；3 为肾动脉；4 为副肾动脉。

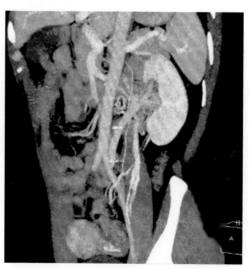

图 5-2-10　肾静脉汇入髂总静脉

1 为肾静脉；2 为髂总静脉；肾静脉汇入髂总静脉。

（六）肾静脉变异的处理概要

（1）利用留取的腔静脉整合延长成形而成为单只供肾静脉。

（2）未能留取腔静脉的，将较粗主干做裤衩式吻合。

（七）输尿管的变异及处理概要

1. 输尿管过短

输尿管过短多为取肾或修肾时损伤，可采取以下方法修复和重建：①供者输尿管与受者输尿管端端吻合；②供者肾盂与受者输尿管吻合；③供者输尿管与受者输尿管端侧吻合；④膀胱腰大肌悬吊术；⑤供者输尿管与膀胱壁瓣吻合。

2. 完全性双输尿管

①2条输尿管分别与膀胱吻合；②2条输尿管合并成共同开口后与膀胱吻合。

3. 不完全性双输尿管

常规输尿管膀胱吻合。

4. 巨输尿管

裁剪修整后吻合。

5. 存在输尿管结石

①先行输尿管切开取石后再吻合；②于结石上方切断输尿管后再行残留输尿管的吻合；③输尿管硬、软镜处理离体肾结石后再移植（图5-2-11）。

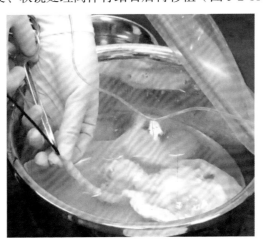

图 5-2-11　输尿管软镜处理离体肾结石

宋永琳　马兴永

第三节 供肾修整

一、手术要求

尸体供肾切取时，为了缩短热缺血时间，取肾时不可能仔细游离，切取的供肾不能直接用于肾移植，需要在移植前仔细修整。在修肾过程中，供肾要完全浸泡在 0～4℃的保存液中，并要随时监测盆中保存液的温度，避免肾脏与冰块的直接接触导致冻伤。在整个修肾过程中，既要迅速，又要轻巧，避免握捏挤压供肾，防止过多牵拉血管，导致损伤血管内膜或血管痉挛，同时保护输尿管血供。灌注液的悬挂高度保持 1 m 左右，防止灌注压力过大导致的损伤，不要过量再灌洗，减少灌洗损伤。RAKT 中供肾血管出血后止血相对困难，因此修肾时需结扎无法确定的小血管分支，靠近血管根部周围的脂肪组织也需要全部结扎，尽最大可能地减少供肾术中出血的风险。

二、物品准备

参考本章第一节（图 5-3-1）。

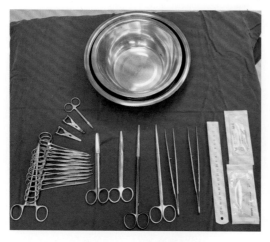

图 5-3-1 工作台器械

左侧供肾修整术

右侧供肾修整术

三、手术步骤

（一）整块获取后肝肾分离

游离下腔静脉前方，找到左、右肾静脉开口，游离出肾静脉开口上方的下腔静脉后壁（图 5-3-2），于左、右肾静脉开口上缘横断下腔静脉（图 5-3-3、图 5-3-4）。沿正中纵向剖开腹主动脉后壁（图 5-3-5），确认腹腔干、肠系膜上动脉及双侧肾动脉开口后（图 5-3-6），在肠系膜上动脉开口上缘横断腹主动脉（图 5-3-7）。

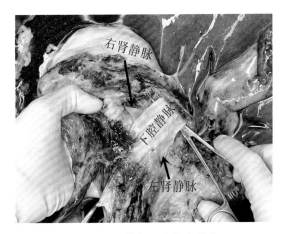

图 5-3-2　游离下腔静脉后壁

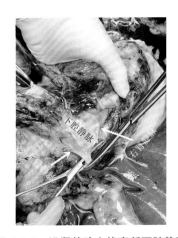

图 5-3-3　沿肾静脉上缘离断下腔静脉

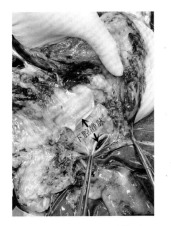

图 5-3-4　剪断下腔静脉

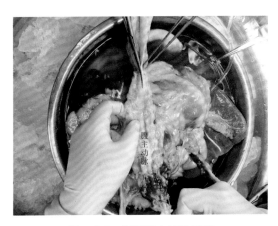

图 5-3-5　剖开腹主动脉后壁

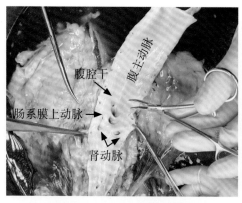

图 5-3-6 辨认腹主动脉血管

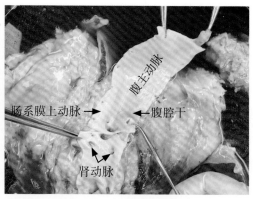

图 5-3-7 横断腹主动脉

（二）检查供肾

将分离的供肾置入盛有 0 ~ 4℃保存液的容器中，仔细检查供肾色泽和质地，确认供肾、血管及输尿管有无损伤和畸形（图 5-3-8、图 5-3-9），对供肾病变可疑时，可行供肾快速组织病理检查（图 5-3-10），有病变的供肾应弃用。

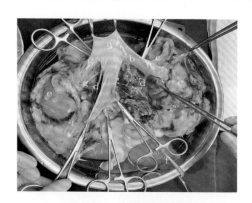

图 5-3-8 观察静脉情况

a.下腔静脉；b.肾静脉；c.肾上腺静脉；d.生殖静脉；e.肾脏；f.输尿管；g.右肾动脉

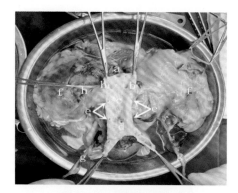

图 5-3-9 观察动脉情况

a.肠系膜上动脉；b.肾动脉；c.腹主动脉；d.肠系膜下动脉；e.腰动脉；f.肾脏；g.输尿管；h.左肾静脉

（三）分离左右供肾

首先将双肾、输尿管平铺在盆中，沿下腔静脉前壁左肾静脉根部剪断左肾静脉（图 5-3-11），充分游离下腔静脉。然后将肾脏翻转至背侧，在肠系膜上动脉远端可见两侧的左、右肾动脉开口，检查肾动脉开口周围是否有其他血管开口，辨别是否存在多支肾动脉，在左、右肾动脉开口之间剪开腹主动脉壁（图 5-3-12），从而将双肾分开。

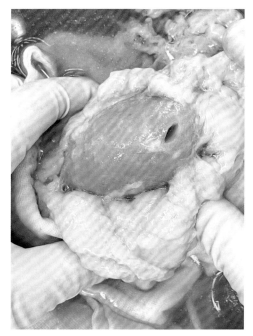

图 5-3-10　供肾上极活检

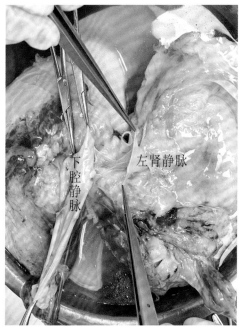

图 5-3-11　离断左肾静脉

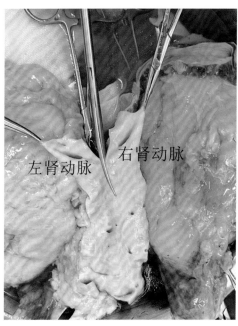

图 5-3-12　剪开腹主动脉

（四）游离肾静脉

肾静脉的每一属支均要认真结扎，结扎时应十分轻柔，避免开放后出现根部出血。左肾静脉属支较多，应全部结扎，右肾静脉较短，常利用供者下腔静脉延长成形。

1. 左肾静脉

游离左肾静脉应注意结扎肾上腺静脉（图 5-3-13）、腰静脉（图 5-3-14）、生殖静脉（图 5-3-15）及其他属支，游离肾静脉至肾门，沿肾脏前面、游离脂肪和肾上极（图 5-3-16），可完成肾静脉游离（图 5-3-17）。

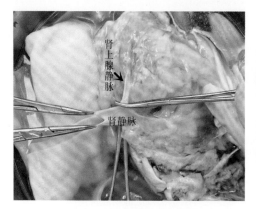

图 5-3-13　结扎肾上腺静脉

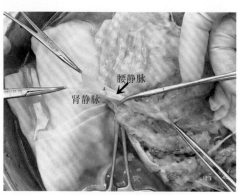

图 5-3-14　结扎腰静脉

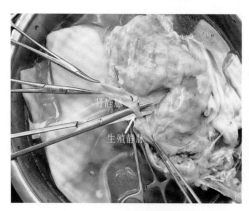

图 5-3-15　结扎生殖静脉

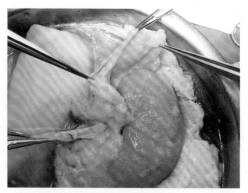

图 5-3-16　游离肾前面和肾上极

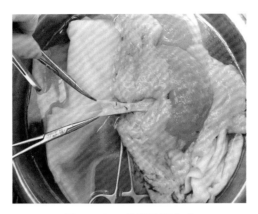

图 5-3-17　静脉游离完成

2. 右肾静脉

下腔静脉段延长右肾静脉时，长度与右肾动脉相当，肾静脉延长过长，术后容易扭曲。延长段管径应不窄于右肾静脉，同时避免与右肾静脉主干显著成角，导致静脉回流障碍。血管成形方法常采用单边法（图 5-3-18 至图 5-3-22）或双边法（图 5-3-23 至图 5-3-29）。

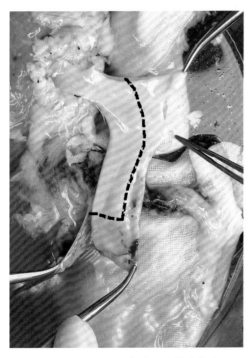

图 5-3-18　单边法裁剪下腔静脉范围

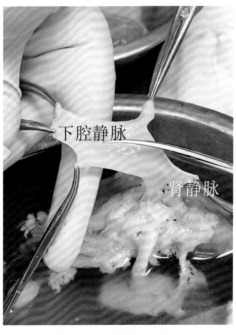

图 5-3-19　裁剪下腔静脉

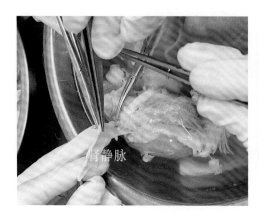

图 5-3-20　缝合下腔静脉

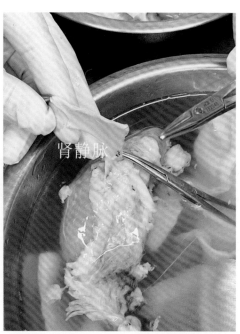

图 5-3-21　延长下腔静脉

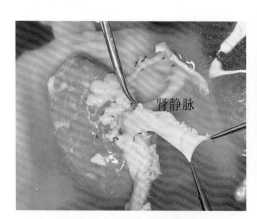

图 5-3-22　单边延长右肾静脉

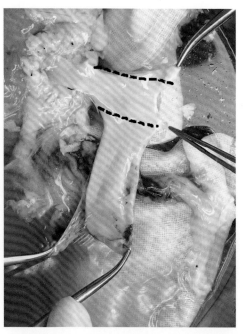

图 5-3-23　双边法裁剪下腔静脉范围

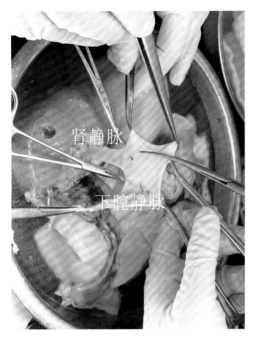

图 5-3-24　裁剪下腔静脉上缘

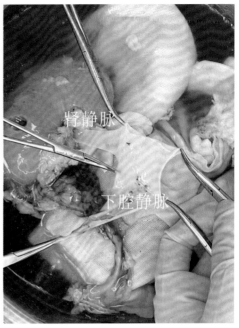

图 5-3-25　裁剪完下腔静脉上缘

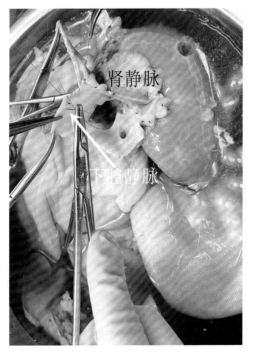

图 5-3-26　缝合下腔静脉上缘

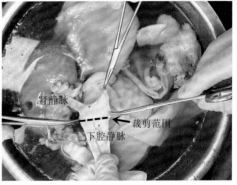

图 5-3-27　裁剪下腔静脉下缘

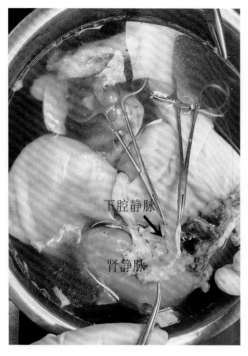

图 5-3-28　缝合下腔静脉下缘

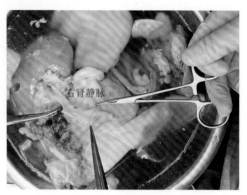

图 5-3-29　双边法延长右肾静脉

（五）游离肾动脉

沿肾动脉剪去周围组织（图 5-3-30），游离至距离肾门约 2 cm 处即可，不宜过多游离，游离肾动脉后直接游离肾脏后面（图 5-3-31），并充分游离肾上极。为了保证肾动脉吻合口足够大，沿肾动脉开口修剪时带一腹主动脉瓣片，如腹主动脉及肾动脉开口粥样斑块较多，可剪去斑块段血管直接吻合。

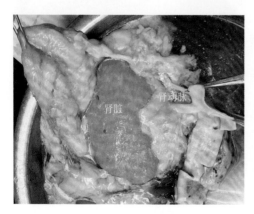

图 5-3-30　游离肾动脉

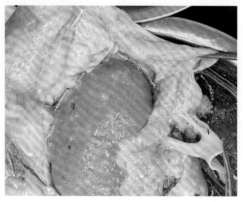

图 5-3-31　游离肾脏后面及肾上极

若肾动脉为 2 支可根据不同情况予以处理：① 2 支肾动脉距离相近，可利用含有两血管开口的腹主动脉瓣片进行动脉重建（图 5-3-32）；② 2 支肾动脉口径相似，难以使用腹主动脉瓣片或 2 支肾动脉在取肾或修整时已分别剪断，可从 2 支动脉开口处将相对的侧壁剪开 0.5 ~ 1.0 cm，并拢侧侧吻合成一个开口（图 5-3-33）。该重建方法只能用于两支动脉相隔较近，重建后吻合口张力不大的情况；③ 2 支肾动脉一粗一细，用较细的一支动脉与较粗的动脉作端侧吻合，移植时用较粗的动脉开口与受者髂内或髂外动脉吻合（图 5-3-34）；④如果供肾的多支肾动脉过短，不能用以上方法进行修复时，可采用自体或供者的分支血管（如分支的髂内动脉）在体外修复作间置血管，使之成为单支动脉（图 5-3-35）；⑤如为 3 支以上的动脉，不能重建成为单支或双支血管的，不推荐行 RAKT。

（六）游离动、静脉间隙

将动、静脉分别提起（图 5-3-36），彻底分离动、静脉（图 5-3-37、图 5-3-38）。

（七）游离肾上极内侧

游离血管时已将肾脏表面至肾上极的间隙游离，仅剩余血管上方和肾上腺薄层脂肪相连，分束结扎后将肾上腺组织切除（图 5-3-39）。

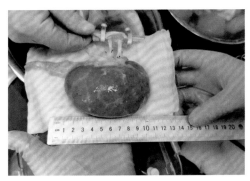

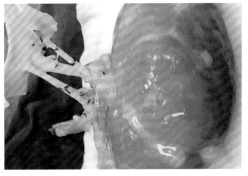

图 5-3-32 腹主动脉瓣重建
［引自肾移植手术技术操作规范（2019 版）[J]. 器官移植, 2019, 10(5): 483-488+504.］

图 5-3-33 距离较近的两只血管重建
［引自肾移植手术技术操作规范（2019 版）[J]. 器官移植, 2019, 10(5): 483-488+504.］

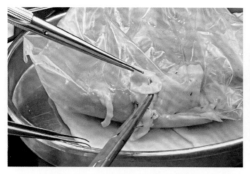

图 5-3-34　一粗一细动脉重建

［引自肾移植手术技术操作规范（2019 版）［J］. 器官移植，2019, 10(5): 483-488+504.］

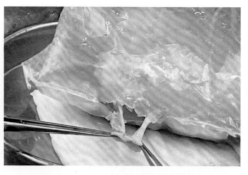

图 5-3-35　动脉过短损伤血管重建

［引自肾移植手术技术操作规范（2019 版）［J］. 器官移植，2019, 10(5): 483-488+504.］

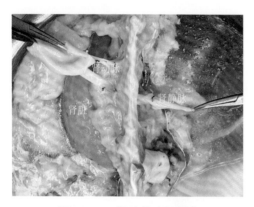

图 5-3-36　肾动静脉间脂肪

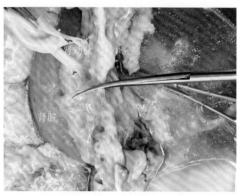

图 5-3-37　剪开肾动静脉间脂肪

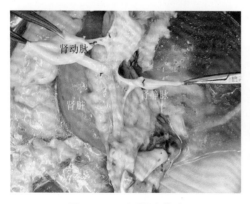

图 5-3-38　显露动静脉

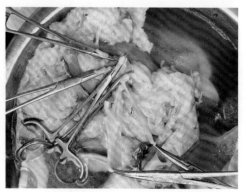

图 5-3-39　分束结扎肾上极脂肪

(八)供肾输尿管的修整

先游离出肾脏下极（图 5-3-40），保留肾下极输尿管周围的脂肪组织（图 5-3-41），以免影响输尿管的血供。

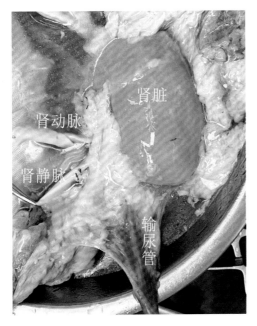

图 5-3-40　游离肾下极

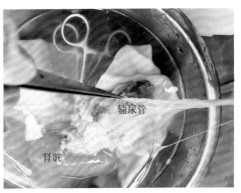

图 5-3-41　游离输尿管

(九)肾门部修整

结扎肾门处的脂肪组织及小血管，肾脏已修整完成（图 5-3-42）。

(十)肾脏灌注

肾脏修整好以后再次用 0 ~ 4℃ 器官保存液灌注，灌注量以 200 ~ 250 ml 为宜，冲洗肾内残血，观察灌注液的流速，同时仔细检查肾血管及肾门周围是否漏液（图 5-3-43）。已经修整完毕的供肾应存放在 0 ~ 4℃ 保存液中或使用肾脏转运器低温灌注备用。

四、术中关注点和手术技巧

（1）受体进入手术室之前，修肾医生根据供肾情况，包括解剖变异、损伤等

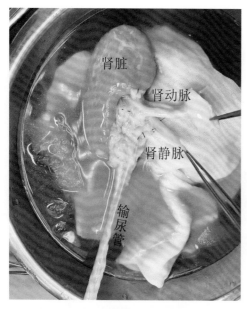

图 5-3-42　肾脏修整完成

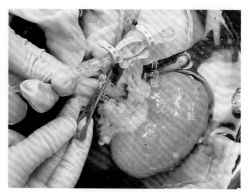

图 5-3-43　肾脏试漏

因素，必须明确是否合适 RAKT。

（2）供肾如需取组织活检，活检的位置建议在肾脏上极，穿刺后使用 3-0 可吸收线缝扎，RAKT 术中血管开放后可直接观察到肾脏上极的活检创面是否有出血，如有出血可以直接在内镜下使用倒刺线缝合止血，若活检创面位于肾脏其他部位，可能无法观察到出血，并增加出血后缝合难度。

（3）左、右供肾均可用于 RAKT，但最好选择血管简单的供肾作为 RAKT 使用，因担心右肾静脉重建后血管出血的风险，笔者在开展 RAKT 初期多使用左肾作为供肾。但经过仔细缝合及试漏，右肾作为 RAKT 供肾也是安全可行的。

（4）开放手术时动静脉开放后肾脏表面、肾门处的出血使用精细蚊氏钳结扎后可轻松止血，但 RAKT 中血管开放后仅能观察到肾脏的前侧，如需观察背侧有无出血需将肾脏翻转，观察困难，并且反复翻转有机械臂损伤肾脏的风险，甚至因张力过大导致动、静脉吻合口撕裂，因此在尸体供肾修整时要特别仔细，对于血管小分支、肾门处的脂肪均需要仔细结扎，避免出血，试漏时要仔细观察；因输尿管周围组织试漏时难以观察到是否有灌注液外渗，术中血管开放后易出血，修整输尿管周围的组织结扎时要与输尿管保持距离，避免影响输尿管血供。

（5）修肾结束后测量供肾大小，决定腹部入肾切口长度；测量供肾动、静脉长度和管径，以便设计术中移植肾的摆放、吻合口的位置和大小。

（6）工作台制作肾袋，并标记肾袋和血管方向，避免放入腹腔后肾脏方向颠倒。

谭顺成　周允冲　马寅锐

参考文献

［1］高振利, 刘云祥. 泌尿外科微创手术操作与技巧 [M]. 北京：人民卫生出版社, 2019: 11.

［2］韩水坚, 刘牧之. 临床解剖学丛书 (腹盆部分册)[M].2 版. 北京：人民卫生出版社, 1996: 372-379.

［3］黄健. 中国泌尿外科和男科疾病诊断治疗指南：2019 版 [M]. 北京：科学出版社, 2019: 237.

［4］黄岩花, 陈述政, 洪晓平, 等. 彩色多普勒超声在腹壁下动脉检查中的应用 [J]. 中国超声医学杂志, 2007, 23(9): 686-688.

［5］黎程, 方驰华, 申升, 等. 移植肾血管变异的临床处理 [J]. 中国组织工程研究, 2013, 17(18): 3263-3266.

［6］刘树伟, 李瑞锡. 局部解剖学 [M].8 版. 北京：人民卫生出版社, 2013: 1-322.

［7］梅骅. 泌尿外科手术学第三版 [M]. 北京：人民卫生出版社, 2008: 1.

［8］唐科仕, 卢一平, 杨宇如, 等. 肾移植术中供肾变异血管的处理 [J]. 中国修复重建外科杂志, 1998, 12(4): 59-60.

［9］王杭, 王国民, 罗宝国, 等. 国人肾血管应用解剖学研究及其临床意义 [J]. 复旦学报 (医学版), 2007, 34(1): 119-121.

［10］王世先, 杨水法, 王飞, 等. 超微经皮肾镜与输尿管软镜治疗中等大小肾下盏结石的前瞻性对比研究 [J]. 中华泌尿外科杂志, 2018, 39(3): 209-213.

［11］袁小鹏, 邓素雄, 费继光, 等. 肾移植中供肾输尿管异常的处理 [J]. 临床泌尿外科杂志, 2011, 26(10): 721-723.

［12］张朝佑. 人体解剖学 [M]. 北京：人民卫生出版社, 1998: 58-68.

［13］张际青, 张小东. 副肾动脉定义商榷 [J]. 中国临床解剖学杂志, 2010, 28(1): 109-110.

［14］张磊, 费继光, 陈立中, 等. 活体肾移植供肾动脉解剖学特点及其处理的临床体会 [J]. 中华外科杂, 2009, 47 (24): 1879-1882.

［15］张培建. 临床畸形与变异解剖学 [M]. 西宁：青海人民出版社, 1998: 157-161.

［16］钟世镇. 泌尿外科临床解剖学 [M]. 济南：山东科学技术出版社, 2010: 11.

［17］Chai JW, Lee W, Yin, YH, et al. CT angiography for living kidney donors: accuracy, cause of misinterpretation and prevalence of variation[J]. Korean J Radiol, 2008, 9(4): 333-339.

［18］Ghods AJ, Savaj S, Abbasi M, et al. The incidence and risk factors of delayed graft function in 689 consecutive living unrelated donor renal transplantion[J]. Transplant Proc, 2007, 39(4): 846-847.

［19］Jetti R, Jevoor P, Vollala VR, et al.Multiple variations of the urogenital vascular system in a single cadaver: a case report [J]. Cases J, 2008, 221(1): 344.

[20] Shakeri AB, Tubbs RS, Shoja MM, et al. Bipolar supernumerary rena artery[J].Surg Radiol Anat, 2007, 29(1): 89-92.

[21] Sylvia S, Kakarlapudi SV, Vollala VR, et al. Bilateral variant testicular arteries with double renal arteries[J]. Cases J, 2009, 2(1): 114.

第六章

机器人亲体捐赠肾脏的标准

第一节　相关法律原则和伦理问题

　　1956 年，美国成功实施了首例同卵双生兄弟间活体供肾移植，此后经历半个多世纪的发展，活体肾移植成为终末期肾病（ESRD）患者的重要治疗手段。1972 年 12 月中山医学院第一附属医院（现中山大学第一附属医院）外科完成了我国首例亲属活体供肾移植。同济医科大学附属同济医院（现华中科技大学同济医学院附属同济医院）于 1999 年完成我国首例同卵双生姐妹间活体供肾移植。

　　活体器官移植是一种特殊类型的医疗实践，是为了挽救患者生命而让一个健康供者接受手术及由此带来的短期或长期风险。因此，如何最大限度地保障供者利益是医学界和法律界最为关注的问题，各国均制定了相应的法律规范和伦理原则，以此作为开展活体器官移植应该遵守的规范。

　　机器人活体肾移植，供者的选择标准与开放活体肾移植供体的选择标准相同，但在供者肾脏血管不太理想时，如右侧供肾静脉较短等情况，机器人肾移植手术在血管吻合方面较传统开放手术具有明显优势。

一、相关法律原则

　　世界卫生组织在 1991 年颁布了《人体器官移植指导原则》，内容包括器官捐献的自愿原则、非商业化原则、公平原则等，以此构成国际器官移植的基本准则。我国在 2007 年颁布实施了《人体器官移植条例》（以下简称《条例》），这是我国首个关于器官移植的法律文件。2009 年又制定了《关于规范活体器官移植的若干规定》。依据上述两个文件，我国对活体器官移植规定如下：开展活体肾移植的医疗机构仅限于卫生部（现国家卫生健康委员会）指定机构；活体器官捐献者必须自愿、无偿，年满 18 周岁且具有完全民事行为能力；活体器官捐献人和接受人限于以下关系：①配偶（仅限于结婚 3 年以上或婚后已育有子女）；②直系血亲或三代以内旁系血亲；③因帮扶等形成亲情关系（仅限于养父母和养子女之间的关系、继父母与继子女之间的关系）。

二、伦理问题

除法律规定外，活体器官移植还应遵循相应的伦理原则。按《人体器官移植条例》规定，实施活体器官移植的医疗机构必须成立"人体器官移植技术临床应用和伦理委员会"，在摘取活体器官前，负责人体器官移植的执业医师应当向所在医疗机构的人体器官移植技术临床应用与伦理委员会提出摘取人体器官审查申请。人体器官移植技术临床应用与伦理委员会收到申请后，应当对下列事项进行审查，并出具同意或者不同意的书面意见：①人体器官捐献人的捐献意愿是否真实；②有否买卖或变相买卖人体器官的情形；③人体器官的配型和接受人的适应证是否符合伦理原则和人体器官移植技术管理规范。经全体委员同意，人体器官移植技术临床应用与伦理委员会方可出具同意摘取人体器官的书面意见。若人体器官移植技术临床应用与伦理委员会不同意摘取人体器官的，医疗机构不得作出摘取人体器官的决定，医务人员不得摘取人体器官。从事活体器官移植的医疗机构在伦理委员会出具同意摘取活体器官的书面意见后，应将相关材料上报省级卫生行政部门，根据回复意见实施。

除此之外，活体器官移植还有特殊的伦理问题。

1. 供者的人文关怀

不论何种关系，没有任何人有义务捐献器官挽救他人。有时供者并非完全自愿，但迫于各种压力而不能明确表达。这一现象在偏远山区或少数民族地区更为常见。医生因通过个别谈话等方式了解供者的真实想法，并通过"善意的谎言"等方式，从医学上拒绝捐献，既遵循了供者意愿，又不至于使其陷入尴尬。

2. 子代供给亲代问题

对肾移植供者，目前捐献几十年后的远期风险并不明确，加上年轻人在今后的人生道路上面临的各种挑战，通常不应该让子代成为供者。只有在患者病情不允许等待，而且没有其他供肾来源，而该患者又是家庭的唯一精神和经济支柱时，才能在绝对自愿的前提下同意子代成为供者。

第二节　活体供者的评估

活体肾移植供者评估的首要目的是确保供者捐献肾脏的合适性，最核心的问题是供者的安全性。对活体供者的全面评估，主要目的在于确保供者在心理、生理上符合肾脏捐献的要求，保障供者的长期健康，同时兼顾受者的移植效果。评估过程应经济有效，其核心过程如下：①供者的教育、咨询及获得供者的知情同意；②心理学评估；③医学评估；④多学科回顾所有结果后做出最终评断。具体过程如下。

1. 教育、咨询及知情同意

在对供者进行教育及咨询前必须获得供者的知情同意，因为评估过程可能会对供者产生危险，如增强 CT 或 MRI 检查可能会导致患者出现过敏反应。另外评估结果可能会对患者有害或发现患者并不愿意接受的结果，如发现潜在的感染或肿瘤，血型或 HLA 配型结果可能发现家庭成员之间一直被误认为血缘关系。意向供者应该被告知评估过程中所面临的全部可能风险，并告知可能随时退出该评估过程。

应该给予足够的时间来教育供者并提供咨询，以确保供者可以理解评估及捐赠整个过程，以及其面临的风险。对风险了解不足的供者，应当提供令人信服的数据，使其充分了解后自愿作出决定，同时提供必要的心理咨询服务。

2. 心理学评估

心理评估应当由具有丰富经验的精神科医生、心理医生或由具有移植专业知识的社会工作者进行。对于心理状态的评估如下：①心理评估以发现可能的心理健康问题；②社会学评估以发现可能的高危行为；③供者行为能力的评估以确保其捐赠意愿没有受到诱导以及强迫。严重的精神疾病不仅可以影响供者评估的进行，还会由于手术的应激引起负面影响，这是活体供肾的禁忌之一。

3. 医学评估

（1）供体全身状况的医学评估：包括详细采集供者病史（表 6-2-1），全面的体格检查、常规实验室及影像学检查（表 6-2-2）。目的在于排除不能耐受手术或手术后可能加重病情的供者，以及可能传染疾病给受者的供者。在活体肾移植中医学评估是选择供体的重要环节并且首先要面对的问题。目前在我国各大移植中心关于活体供者的选择和评估原则已达成共识：有关供者的评估内容和程序大致可分为供者纳入初步筛选、供者的进一步综合评估和伦理委员会评估三步（图 6-2-1）。

表 6-2-1　需要了解供肾者的病史内容

需了解的意向供者病史内容
心血管危险因素
缺血性心肌病、外周血管疾病、动脉硬化、高血压、血栓栓塞性疾病、血友病
传播性感染病史
肝炎或黄疸；输血；静脉注射毒品；6 个月内文身或皮肤穿孔；HIV 患者和 HIV 携带者及其性伴侣；HTLV1 和 HTLV2 感染的高危人群；CMV 等病毒感染；慢性感染性疾病如结核、非典型分枝杆菌感染；梅毒；有传染病疫区长期居住史
糖尿病包括糖尿病家族史；代谢综合征及其他严重的代谢系统疾病；痛风
恶性肿瘤病史
黑色素瘤、睾丸癌、肾细胞癌、绒毛膜癌、血液系统恶性肿瘤、支气管癌、乳腺癌、单克隆丙种球蛋白病、卡波西肉瘤
明确的慢性肾脏疾病
包括可能影响捐赠者的肾病家族史及血尿、肾性水肿、泌尿系感染；双肾结石和高复发类型肾结石
吸烟和药物或酒精成瘾病史、吸毒者
精神病史，应用生长激素病史以及未明确诊断的神经障碍病史
慢性真菌和寄生虫感染
疟疾、蠕虫以及其他地方性传染性疾病
妇科慢性疾病病史

注：HIV. 人类免疫缺陷病毒；HTLV. 人类 T 淋巴细胞病毒；CMV. 巨细胞病毒

表 6-2-2　意向供者的常规筛查项目

项目种类	具体内容
一般情况	BMI/ 血压
尿液检查	蛋白、血细胞和糖纸实验检测（≥ 2 次）
	显微镜检查
	细菌培养和敏感性测定（≥ 2 次，如有指征）
	蛋白排泄率测定（如有指征）
大便检查	大便隐血实验
血液检查	血红蛋白和血细胞计数
	凝血筛查（PT 和 APTT）
	肝、肾功能及电解质
	空腹血糖
	OGTT（如有糖尿病家族史或空腹血糖 > 5.6mmol/L）
病毒学和感染筛查	乙型肝炎病毒和丙型肝炎病毒标志物
	HIV
	HTLV1 和 HTLV2（如有指征）
	巨细胞病毒

（续）

项目种类	具体内容
病毒学和感染筛查	EB 病毒
	弓形虫
	梅毒
	水痘 - 带状疱疹病毒（若受者为血清学阴性）
	人类疱疹病毒（如有指征）
肾脏解剖和功能评估	超声和 CT（包括三维重建）
	ECT 测量双侧肾小球滤过率（GFR）
腹腔脏器	腹部超声
心血管呼吸系统	胸部 X 线片
	心电图
	超声心动图（如有指征）
	心血管符合试验（作为常规或如有指征时）
肿瘤筛查	肿瘤标记物
	女性行乳腺超声和 X 线片、宫颈涂片

注：BMI. 身体质量指数；PT. 凝血酶原时间；APTT. 活化部分凝血酶时间；HIV. 人类免疫缺陷病毒；HTLV. 人类 T 淋巴细胞病毒；ECT. 发射型计算机断层成像

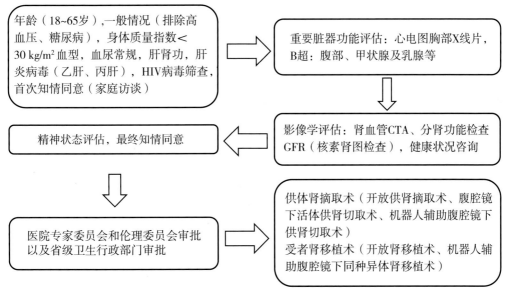

图 6-2-1　成人活体肾移植供者评估程序

（2）ABO 血型：ABO 血型的相容性是首要鉴别条件，《条例》规定不相容者不能捐献。大样本研究表明 ABO 血型不相容肾移植可以取得和血型相容移植一致的临床效果。国内由于器官短缺，部分移植中心已成功开展了 ABO 血型不相容肾移植，但总体而言仍属于探索阶段，宜谨慎进行。

（3）组织相容性检测：组织相容性评估包含 3 个要素，即确定供者 – 受者 HLA 相容状态、检测受者抗体、供受者交叉配型。供受者均应行 HLA 位点检查，原则上如有多个供者可供选择，可优先选择 HLA 位点匹配最好的供者。按遗传学的规律活体供者分为两大类：第一类为亲属活体供肾，与受者有血缘关系的亲属供肾。血缘关系越近，遗传物质越相同，排斥反应越弱，移植物长期存活率越高。第二类为非亲属活体供肾，如夫妻间、帮扶关系供肾，也称为情感型供肾。属非血缘关系亲属，抗原相符合者较少。因此免疫学优势较少。

受者具有供者特异性抗体（donor specific antibody, DSA）是确定的危险因素。在活体移植前，可对受者进行降敏处理，据处理结果决定是否移植。多数研究表明，经过适当的降敏治疗，具有 DSA 的受者在移植后的短期效果令人鼓舞，但长期效果不如没有 DSA 的受者。因此，从提高患者远期存活率考虑，进行此类移植应谨慎。另外，大样本研究显示，即使是具有 DSA 的受者，其移植后的存活率也高于继续透析或等待尸体移植的患者。因此，对没有替代的活体供者，尸体移植也难以找到匹配供者的高致敏患者，经预处理后的活体移植也不失为一种选择，但应充分告知患者风险。

（4）供者肾脏功能的评估：肾功能的评估主要是测定肾小球滤过率（glomerular filtration rate, GFR）。标准方法为测定菊粉清除率，此法昂贵而烦琐，目前很少使用。常用方法为收集 24 h 尿液检测肌酐清除率，也可采用放射性核素等方法。目前公认的 GFR 下限为 80 ml/（min·1.73 m²）。少数中心以 90 ml/（min·1.73 m²）为标准，主要原因在于现有慢性肾病 2 期的定义为 GFR 60 ~ 89 ml/（min·1.73 m²）。正常成人 40 岁以后平均每年下降 0.9 ml/（min·1.73 m²）。因此，随着年龄增长，供者 GFR 的安全临界值也逐年下降。考虑到受者的肾功能恢复，宜将供者 GFR 标准定为 80 ml/（min·1.73 m²）以上。值得注意的是，总肾功能达标，但有一个肾功能受损的情况并非罕见。对分肾功能的测定，目前欧美活体肾移植指南均未提及，也缺乏可靠的实验研究。建议进行放射性同位素扫描，单侧肾脏的 GFR 均应 ≥ 40 ml/（min·1.73 m²）。

（5）供者的肾脏解剖学评估：肾脏解剖学评估包括：双肾体积、肾血管及其他解剖变异（如重复肾、重复肾盂、肾盂输尿管交接部狭窄等）。推荐 CT 三维重建或 MRI 取代传统的静脉尿路造影（intravenous urography, IVU）和血管造影。原则上，双侧变异者不能用于供肾。对于单侧变异，如果已有病理改变者不能用于供肾；

如尚无病理改变，则可作为活体供肾的相对禁忌。只有在没有选择、受者不能耐受透析的情况下，可选取存在解剖异常的一侧作为供肾，并在术前与供受者充分沟通。多支血管严格意义上属于解剖变异，而非异常。对于训练有素、具有血管处理经验的医生而言，多支血管的处理并非难事，不应作为手术禁忌。但手术医生应接受过血管外科的相关培训，必要时可与血管外科医生共同手术，保障供受者的安全。

（6）年龄：我国法律规定，供者必须年满18岁。对于供者的年龄上限，国际上并无统一标准。考虑到供者的围术期安全，≤65岁可能是目前比较适宜的标准。对于年龄＞65岁的供者，不仅应进行活体供肾的相关评估，还应对手术相关项目进行全面检查，同时应充分告知供受者，高龄供者围术期风险远大于年轻供者，且受者的长期移植肾功能有可能不如年轻供者，对年轻受者可能更是如此。

（7）供者体质量指数（BMI）评估：肥胖供者的代谢性疾病、心血管疾病及呼吸系统和肾脏疾病发生率高，捐献肾脏对其有更多的短长期风险。目前对肥胖供者的选取趋于谨慎。1995年美国只有16%的移植中心排除肥胖的意向供者，而2007年有52%的移植中心排除BMI＞35 kg/m^{2}的意向供者，10%的移植中心排除BMI＞30 kg/m^{2}的意向供者。国内绝大多数移植中心认为BMI＞35 kg/m^{2}为肾脏捐献的绝对禁忌，BMI＞30 kg/m^{2}的供者需进行仔细的术前评估，并建议达到理想体质量后再考虑捐献。

（8）高血压：高血压可导致供者包括肾脏在内的多器官损害，目前的共识是药物不能控制的高血压供者不适合捐献。对于药物可控的高血压，由于缺乏前瞻性研究，暂无统一标准。有移植中心排除所有高血压供者，也有移植中心认为只用1种药物就能控制血压的供者也可使用，还有移植中心接受2种药物可以控制血压的供者。尚需大样本的长期研究才能明确各种程度的高血压对供者的影响。

（9）糖尿病：现有绝大部分国际指南认为，明确诊断为1型或2型糖尿病患者不能捐献。空腹血糖受损者（6.1~7.0 mmol/L）如有一级亲属2型糖尿病病史，不适合捐献。如没有家族史，需行标准的2 h口服葡萄糖耐量试验（oral glucose tolerance test, OGTT）。餐后2 h血糖＞11.1 mmol/L为糖尿病，禁忌捐赠；＞7.8 mmol/L为葡萄糖耐量降低，需结合供者血糖控制的依从性及受者手术的急迫程度综合分析。

（10）心血管疾病：年轻供者如无明确心血管疾病历史，只需进行常规心电图检查。50岁以上，或者40岁以上伴有冠状动脉粥样硬化性心脏病（冠心病）危险因素如吸烟、高血压、心电图异常或有明确冠心病家族史的意向供者都必须接受心脏应激试验检查。心脏发现杂音者应当行超声心动图检查。有昏厥、头晕或心悸病史的供者应该接受超声心动图和动态心电图检查。

（11）蛋白尿：蛋白尿是慢性肾脏病（chronic kidney disease, CKD）的主要标志。24 h 尿蛋白测定是目前评估尿蛋白的标准方法。多数中心以尿蛋白 < 300 mg/d 为标准，超过者是肾脏捐献禁忌，但也有少数中心以 300 mg/d 为标准。目前也有报道认为尿白蛋白测定比总蛋白更为敏感，但尚未广泛用于供者评估方面。生理性蛋白尿并非捐献禁忌。

（12）镜下血尿：剧烈运动、外伤和月经等可以引起镜下血尿，并非捐献禁忌。如反复镜下血尿，又不能排除泌尿系肿瘤、结石、感染、慢性肾脏病等疾病者，不应作为供者。检查包括尿红细胞形态、泌尿系统影像学检查、细胞学检查、膀胱镜检及肾活检。

（13）尿路感染：单纯尿路感染，常规治疗后痊愈者不是捐献禁忌。反复尿路感染的意向供者应当行泌尿系影像学、膀胱镜检和尿流动力学检测以排除隐匿性疾病、解剖畸形或神经源性膀胱，此类供者不宜捐献。

（14）肾结石：肾结石病史不是捐献的绝对禁忌证。既往有肾结石病史者，确认无高钙血症、高尿酸血症、代谢性酸中毒，以及无胱氨酸尿症或高草酸尿，无泌尿系感染和无肾脏钙质沉着，并且得到供受者的同意后方可捐献。单侧的单纯肾结石，可以将结石侧作为供肾，手术切取后行工作台腔内取石或碎石。对供受者术后均应注意结石的预防和随访。双侧结石和易复发结石通常不宜作为供者。

（15）传染性疾病：患有可通过器官移植传播的传染性疾病的供者通常不适合捐献，包括病毒、细菌、真菌和寄生虫感染，最主要的是病毒和结核分枝杆菌。同时，受者存在活动性感染时也不宜接受移植。

供者人类免疫缺陷病毒（human immunodeficiency virus, HIV）感染是捐献肾脏的绝对禁忌证。丙型肝炎病毒（hepatitis C virus, HCV）感染既往也属禁忌，但近年来新型药物大大提高了 HCV 治愈率，可建议供者在治愈后捐献。存在病毒复制的乙型肝炎病毒（hepatitis B virus, HBV）的供者不能捐献，对没有病毒复制者，目前多认为传染风险极小，对有保护性抗体的受者尤其如此。但应和供受者充分沟通，告知理论上仍有传播风险，并可在术中术后使用抗病毒药物或 HBV 免疫球蛋白。供者血清学巨细胞病毒（cytomegalovirus, CMV）和 EB 病毒阳性而受者阴性时，是移植后受者感染的高危因素。但在国内此类情况少见，即使如此也非移植禁忌，但在移植后需严密监测病毒复制并使用针对性药物预防。管理细菌感染的重点是排除结核分枝杆菌感染，尤其应重视来自结核疫区或高危人群的供者。注意病史采集和影像学检查，结合结核菌素试验或者 γ 干扰素释放实验进行结核筛查。活动的结核分枝杆菌感染或曾经发生泌尿系结核者不应作为供者。受者在结核活动期也不能接受移植，对经过正规治疗的非活动性结核，移植后应预防性使用抗结核药物 6 个月。

（16）肾脏遗传性疾病：如受者的 ESRD 是由于遗传性肾病所致或存在肾病家族史时，对有亲缘关系的意向供者进行彻底调查非常重要。包括生化、影像学及组织学检查。详细家谱也很有意义，若确认存在家族性突变，意向供者应进行基因检测。

常染色体显性成遗传囊肾病（autosomal dominant polycystic kidney disease, ADPKD）是最常见的遗传性肾病，有 ADPKD 表现的意向供者禁忌捐献。对具有 ADPKD 家族史的意向供者，年龄 ≥ 30 岁且无任何临床和影像学相关表现，可以作为供者。如年龄 < 30 岁，应行基因检测，如具有基因突变，不适合作为供者。家族性溶血性尿毒综合征、家族性局灶性节段性肾小球硬化症（focal and segmental glomerulosclerosis, FSGS）、Alport 综合征及家族性肾病综合征等不适合作为供者。

（17）恶性肿瘤：原则上，未经临床治愈的恶性肿瘤患者均不能作为供者。必须对意向供者进行缜密地评估，了解恶性肿瘤既往史，通过查体排除浅部肿瘤，血液检查排除血液系统肿瘤，并行胸腹部的影像学检查。年龄 > 50 岁的供者，男性需检查前列腺特异性抗原，女性需行宫颈细胞涂片及排除乳腺肿瘤。已经治愈的无转移癌症，如结肠癌（Dukes A, > 5 年），宫颈原位癌、低度恶性非黑色素瘤皮肤癌可以作为供者。同意接受癌症患者捐献肾脏前必须进行包括供、受者在内的讨论，告知不能完全排除癌转移的可能性。

（18）血管平滑肌脂肪瘤：双肾血管平滑肌脂肪瘤者不适合作为供肾。单侧肾脏血管平滑肌脂肪瘤如瘤体可完整切除，且剩余肾脏体积正常可考虑作为供肾。如因肿瘤位置或大小导致不能切除，或者预期切除后剩余肾组织不能满足需求者不宜捐献。

第三节　活体供肾摘取原则

通常情况下肾脏切除并不困难。但与普通肾切除不同，供肾切取有着更高的要求：①活体供肾摘取术是为拯救患者而给一个健康人施行手术，必须最大限度地降低死亡率和并发症发生率；②切取的肾脏将用于移植，必须保证其解剖完整，并尽可能缩短缺血时间，保护肾脏功能；③移植科医师应提高技术，缩短手术时间，尽量减少供者创伤。

活体供肾侧别的选择：供者两侧肾脏在解剖和功能上不尽相同，侧别选择的基本原则是将相对更好的肾脏留给供者，同时兼顾供受者的手术安全。建议如下：①分侧肾脏的肾小球滤过率相差 10% 以上者，选用 GFR 较低一侧作为供肾；②选择血管简单的一侧作为供肾；③若供者为有生育计划的女性，宜取右肾，因为妊娠时合并右肾积水的可能性大于左肾；④既往腹部手术史、外伤史可能导致肾周粘连，应结合其他情况综合考虑；⑤当两侧肾脏各方面条件相当时，由于右肾静脉短可导致供受者手术相对困难，通常选择切取左肾。但是对于相对较短的右肾静脉，在机器人辅助下血管吻合具有明显优势。

李树欣　宋永琳　张亚飞

参考文献

［1］林正斌，曾凡军，刘斌，等 . 同卵孪生姐妹间肾移植一例报告 [J]. 中华器官移植杂志，2000，21(1): 33-34.

［2］山医科大学第一附属医院外科 . 同种异体肾移植一例临床报道 [J]. 新医学，1974, 5(12): 593-596.

［3］中华人民共和国国务院 . 人体器官移植条例 [EB/OL]. http://www.moh.gov.cn/newshtml/18469.htm.

［4］中华人民共和国卫生部 . 人体器官移植技术临床应用管理暂行规定 [EB/OL].http://www.mog.gov.cn/newshtm/15447.htm.

［5］中华人民共和国卫生部 . 卫生部关于规范活体器官移植的若干规定 [EB/OL].http://www.mog.gov.cn/mohbgt/s10695/200912/45317.shtml.

［6］中华医学会 . 临床技术操作规范器官移植分册 [M]. 北京：人民军医出版社，2010:10-11.

［7］中华医学会器官移植学分会，中国医师协会器官移植医师分会 . 中国活体供肾移植临床指南（2016 版）[J]. 器官移植，2016, 7(6): 417-426.

［8］中华医学会器官移植学分会，中华医学会泌尿外科学分会肾移植学组 ."活体供肾移植"博鳌会议共识 [M]. 香港：华夏科学出版社，2008.

［9］Delmonico F, Council of the Transplanation Society. Areport of the Amsterdam forum on the care of the live kidney donor: data and medicalguidelines[J]. Transplanation, 2005, 79(6 Suppl): S53-S66.

［10］el-Diasty TA, Shokeir AA, el-Ghar ME,et al. Contrast enhanced spiral computerzed tomography in live kidney donors:a single session for anatomical and functional assessment[J]. J Urol, 2004, 171(1):31-34.

［11］Fleming JS, Zivanovic MA, Blake GM, et al. Guidelines for the measurement of glomerular filtration rate using plasma sampling[J]. Nucl Med Commun, 2004, 25(8):759-769.

［12］ Grewal GS, Blake GM. Reference data for 51 Cr-DETA measurements of the glomerular filtration rate derived from live kidney donors[J]. Nucl Med Commun, 2005, 26(1):61-65.

［13］ Guiding Principles on Human Organ Transplanation[J].Lancel, 1991, 337(8775):1470-1471.

［14］ Legender Ch, Keris H. A tribute to Jean Hamburger's conterbution to organ transplantation[J]. Am J Tranplant, 2010, 10(11): 2392-2395.

［15］ Mandelbrot DA, Pavlakis M, Danovitch GM, et al. The msdical evaluation of living kidney donors: a surver of US transplant centers[J]. Am J Transplant, 2007, 7(10): 2333-2343.

［16］ Mata AJ, Bartlett ST, Leichtman AB, et al. Morbidity and mortality after living kidney transplant centers[J]. Am J Transplant, 2003, 3(7): 830-834.

［17］ Moore DR, Feurer ID, Zaydfudim V,et al. Evaluation of living kidney donors: variable that affect donation[J]. Prog Transplant, 2012, 22(4):385-392.

［18］ Murray JE, Tileny NL, Wilson RE. Renal transplantation: a twenty-five year experience[J]. Ann Surg, 1976, 184(5): 565-573.

［19］ Tangdhanakanond K, Mandelbrot D. Evaluation of high-risk living kidney donors[J]. Front Biosci, 2015, 7: 158-167.

第七章

机器人亲体取肾手术

机器人辅助腹腔
镜下左侧供肾切
取术

第一节　机器人亲体供肾切取术

一、概述

由于供肾短缺，亲属活体供肾移植作为一种有效补充手段而广泛应用于临床，但活体供肾切取术是一项极具挑战性与特殊性的手术，它是唯——个不为供体本人，而为他人获益并在健康人身上实施的高风险手术，因此如何保证供者手术安全，减少并发症并加快术后康复是需要重点考虑的几个关键因素。虽然多种手术方法可用于亲属活体供肾切取，腹腔镜活体供肾切取已成为金标准，但腹腔镜本身存在诸多缺陷，如二维视野，操作器械活动自由度受限、打结缝合困难、术者舒适度差、易疲劳等。机器人手术系统具有高清三维视野、7 个自由度的操作器械，大大提高了手术安全性和术者舒适度，同时缩短了学习曲线，这些优势使其在外科领域得到了广泛应用。2002 年 Horgan 等报道了第一例机器人辅助腹腔镜活体供肾切取术，此后越来越多的移植中心开始尝试此种手术方式，手术安全性、可行性得到广泛认可，国内多个中心也开展了这一术式并且开展了机器人腹腔镜腹膜后入路的活体供肾切取术。但机器人活体供肾切取费用较高，机器臂摆放需要增加额外手术时间，因此如何选择手术方式应根据术者经验、患者经济状况等因素综合考虑。

二、手术适应证和禁忌证

（一）手术适应证

通过伦理学评估及医疗评估，符合国内相关法律法规，符合肾脏捐献标准的合

118

格供者。

（二）手术禁忌证

①年龄＜18岁或＞65岁；②高血压；③糖尿病；④蛋白尿（＞250 mg/24h）；⑤ HIV携带者；⑥肌酐清除率（Ccr＜80 ml/min）；⑦身体质量指数（BMI）＞30 kg/m^2；⑧镜下血尿、供肾畸形、慢性肺病、恶性肿瘤、血栓形成史；⑨精神异常、智力发育不良、某些肢体残疾；⑩腹部多次手术病史，腹腔粘连严重者。

三、术前准备

（一）供者准备

必须通过相关伦理学评估及医疗评估，符合捐献标准，供者必须在生理、心理和精神方面均完全健康。

（二）手术室准备

机器人手术系统及相关机器人手术器械。

四、手术步骤

（一）麻醉

全麻气管插管。

（二）体位

70°右侧卧位，切取左侧肾脏。

（三）手术步骤

1. 设计穿刺套管位置（图7-1-1、图7-1-2）

2. 建立气腹，保持气腹压12～15 mmHg

3. 游离降结肠及脾

沿Toldt'线和降结肠外侧缘打开侧腹膜，下至髂窝水平，上至脾外上缘。离断脾肾韧带和脾结肠韧带可使脾后坠,更好地显露肾上极。在肾周筋膜前层和结肠融合筋膜之间少血管间隙平面游离,将降结肠推向内侧,显露肾脏(图7-1-3)。

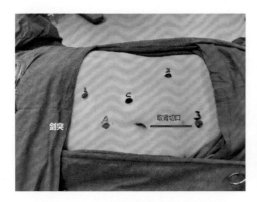

图 7-1-1　Trocar 和肾脏取出通道位置

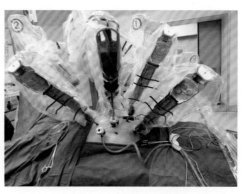

图 7-1-2　docking 示意图

4. 游离肾血管

在腰大肌内侧寻找输尿管,通常先见到生殖血管,输尿管一般位于生殖血管深面,向上方(肾脏外侧)挑起肾脏及输尿管,在输尿管内侧游离肾脏直至肾蒂。首先游离肾静脉,分别游离结扎切断生殖静脉(图7-1-4)、肾上腺中央静脉(图7-1-5)、腰静脉,尽量向近心端游离肾静脉。肾动脉通常位于肾静脉后方,将肾动脉游离至腹主动脉起始部(图7-1-6)。

5. 游离输尿管

为防止术后出现输尿管并发症,游离输尿管时应注意保护血供,输尿管游离至髂血分叉处(图7-1-7)。

6. 游离肾脏腹侧面及肾上极

平肾门水平肾脏腹侧面打开肾脂肪囊,沿肾包膜向上下方游离肾脏腹侧面,继续游离肾上极,将肾上极与肾上腺分开(图7-1-8、图7-1-9)。

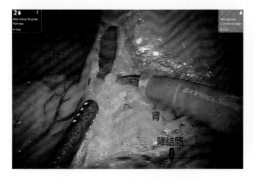

图 7-1-3　游离降结肠及脾脏

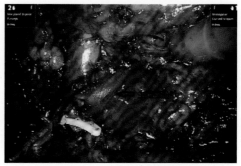

图 7-1-4　游离生殖腺静脉

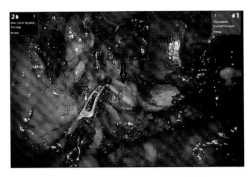

图 7-1-5　游离肾上腺中央静脉

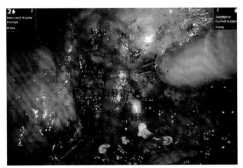

图 7-1-6　游离肾动、静脉

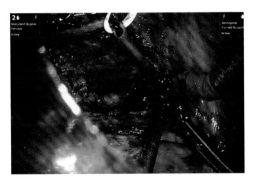

图 7-1-7　游离输尿管

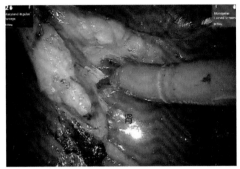

图 7-1-8　游离肾脏腹侧面

7. 游离肾脏侧面及后面

继续游离肾脏侧面及后面，游离肾脏后面接近肾门时，应注意勿损伤肾血管及分支。此时肾脏游离度增大，注意避免肾脏发生扭转。将肾脏彻底游离，结扎切断输尿管，仅保留肾动、静脉（图 7-1-10）。

8. 准备取肾切口

耻骨弓上做 7 cm 左右切口，逐层切开，左手进入腹腔后以左手腕部堵住切口以防气体泄漏，可以在助手辅助下完成最后步骤，也可预先做好切口，仅保留最后一层肌肉的完整性，在机器人辅助腹腔镜下完成最后步骤。

9. 处理肾血管

用二枚 Hem-o-Lok 在起始部夹闭肾动脉，在 2 枚结扎夹远端离断肾动脉，同法处理肾静脉（图 7-1-11）。

10. 取出肾脏

左手直接从腹腔内取出肾脏，将肾脏立即放入低温生理盐水，即刻灌注肾脏至肾静脉流出无色液体。

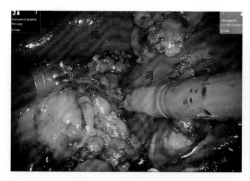

图 7-1-9　游离肾上极

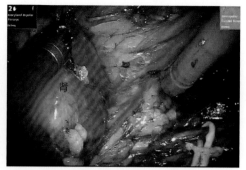

图 7-1-10　游离肾脏侧面及后面

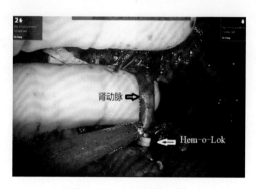

图 7-1-11　处理肾血管

五、手术技巧

（1）活体供肾切取不同于普通肾切除，操作器械接触肾脏时应轻柔，避免伤及肾脏。

（2）应在脂肪囊内游离肾脏，适时打开肾脂肪囊，在脂肪囊内沿肾包膜完全游离肾脏，这样更有利于将肾脏移出体外，做到取肾切口最小化，减轻供者创伤。

（3）游离肾动脉时，操作应轻柔，避免钳夹及过度刺激肾动脉引起肾动脉痉挛。

（4）保留足够长的供肾静脉，为即将开始的肾脏移植手术提供方便，对于左侧供肾，应将左肾静脉 3 个属支分别结扎切断，包括生殖静脉、肾上腺中央静脉、腰静脉，以保证供肾静脉留有足够长度。

（5）肾动脉应游离至腹主动脉起始部，离断肾动脉前，先用 2 枚 Hem-o-Lok 夹夹闭肾动脉起始部，在 2 枚 Hem-o-Lok 夹远心端剪断肾动脉，不要紧贴 Hem-o-Lok 夹剪断肾动脉，务必保留一小段肾动脉残端，以防 Hem-o-Lok 夹脱落。

（6）肾脏完全游离后，此时仅留有肾动静脉及输尿管，离断顺序依次是肾动脉、肾静脉。

六、围术期可能出现的并发症及预防处理措施

活体供肾切取术极具特殊性，对于供者而言，这是一种没有任何治疗效果的完全利他性高风险手术，因此一定要牢记将供者安全放在首位，应该在保证供者生命绝对安全的前提下开展这类手术，并尽最大可能减少手术的并发症。

（一）供者死亡

供者死亡为最严重并发症，虽然发生率极低（在美国发生率为 0.03%），但是一旦发生，后果难以想象，因此手术过程中最重要的是要保证供者生命安全，其中肾动脉处理环节最为关键。供者死亡最主要原因是术中肾动脉处理不当，因此术前术中应仔细评估肾动脉情况，选择合适的结扎方式，同时保证肾动脉残端留有适当长度，必要时也可以考虑手助方式取肾。

（二）术后出血

多因术中止血或肾动静脉残端处理不当引起。术中应仔细检查手术视野，彻底止血。肾动静脉残端出血多因血管残端过短或结扎不牢引起，在离断肾动静脉时，注意保留适当长度残端，避免紧靠结夹扎夹离断血管。另外对于严重肾动脉硬化患者，应选择合适的结扎方式，以免造成肾动脉破裂。

（三）淋巴瘘

目前腹腔镜活体供肾切取操作常采用超声刀，对肾血管周围淋巴组织超声刀闭合作用较好，术后一般不会发生淋巴瘘。而机器人手术采用单极电剪切割组织，双极电凝止血。单极电剪对淋巴管闭合能力有限，导致机器人供肾切取术后可能出现淋巴瘘。建议在游离肾血管周围时，采用单极电剪结合双极电凝一起使用，边切割边电凝方法，同时对较粗淋巴管予以结扎。多数淋巴瘘可通过保守治疗好转。

（四）肠道相关并发症

经腹手术有引起肠道并发症可能，术中应仔细操作，避免肠道损伤。套管切口

及取肾切口应缝合关闭，避免术后发生套管切口疝及切口疝。

（五）其他并发症

包括切口感染、切口血肿、尿路感染、肺炎等同一般肾切除术。

董　隽　郝晓伟

参考文献

［1］刘圣圳，董隽，罗光达，等. 机器人辅助腹腔镜活体供肾切取术（附 2 例报告）[J]. 微创泌尿外科杂志, 2015, 4(2): 75-77.

［2］阮东丽，张更，李智斌，等. 机器人辅助腹腔镜活体供肾切取术 31 例报告 [J]. 器官移植, 2016, 7(4): 275-278.

［3］肖建生，鄢业鸿，张成，等. 完全机器人腹腔镜腹膜后入路活体供肾切取术的临床应用 [J]. 中国内镜杂志, 2018, 24(11): 97-101.

［4］张旭. 泌尿外科腹腔镜与机器人手术学 [M]. 北京：人民卫生出版社, 2020: 250-254.

［5］朱有华，石炳毅. 肾脏移植手册 [M]. 北京：人民卫生出版社, 2020: 449-452.

［6］Giacomoni A, Di Sandro S, Lauterio A, et al. Robotic nephrectomy for living donation: surgical technique and literature systematic review[J]. Am J Surg, 2016, 211: 1135-1142.

［7］Horgan s, Vanuno D, Sileri P, et al. Robotic-assisted laparoscopic donor nephrectomy for kidney transplantation[J]. Transplantation, 2002, 73:1474-1479.

［8］Spaggiari M, Garcia-Roca R, Tulla KA, et al. Robotic assisted living donor nephrectomies: A safe alternative to laparoscopic technique for kidney transplantation donation[J]. Ann Surg, 2022, 275(3): 591-595.

［9］Windisch OL, Matter M, Pascual M, et al. Robotic versus hand-assisted laparoscopic living donor nephrectomy: comparison of twoo minimally invasive techniques in kidney transplantation[J]. J robot Surg, 2022.

［10］Yang A, Barman N, Chin E, et al. Robotic-assisted vs. laparoscopic donor nephrectomy: a retrospective comparison of perioperative course and postoperative outcome after 1 year[J]. J Robot Surg, 2018,12:343-350.

第二节　经后腹腔机器人亲体取肾手术

一、概述

同种异体肾移植是治疗终末期肾病的最佳方法，由于尸体供肾短缺，活体供肾移植成为解决这一矛盾的重要途径。活体肾移植与尸体肾移植相比，具有以下优势：组织配型好，排斥发生率低，人、肾存活率高；移植肾热缺血、冷缺血时间明显缩短，移植肾功能延迟恢复发生率低；可扩大供肾来源，缩短透析时间，减少费用；可按供、受者身体情况安排手术时间，充分完成术前检查及准备，减少手术相关并发症；免疫抑制药物剂量减少。传统的活体供肾切取术是开放性手术，切口长、创伤大、恢复慢，在一定程度上限制了活体肾移植手术的发展。而腹腔镜手术切口小，术后患者疼痛轻、创伤小、恢复快，降低了供肾者对于手术的恐惧心理，且在保留供肾血管长度及减少手术出血量上更具优势。Ratnerr 在 1995 年完成了首例腹腔镜活体供肾切取术，由于创伤小、术后恢复快，在移植中心广受欢迎，手术创伤的减少也增加了活体捐献者的意愿。尽管腹腔镜下供肾切取术的技术已经非常成熟，但仍然受到设备上的限制而存在诸多缺点，例如二维视野、操作臂僵直、打结及缝合困难、术者舒适程度差、易疲劳、学习曲线长等。达·芬奇机器人外科手术系统因其具有高清的三维视野、智能灵巧的机械臂系统，大大提高了手术安全性和术者舒适度，同时缩短了学习曲线，降低了术者操作难度。Horgan 在 2002 年首次应用达·芬奇机器人系统切取活体供肾，机器人在处理血管变异时游刃有余，且无并发症发生，重建血管后的移植肾功能亦不受影响。此后越来越多的报道证实了机器人辅助腹腔镜活体供肾切取术安全、可行，在并发症的预防、复杂血管的处理等方面较普通腹腔镜更具优势。

在手术入路选择上，相比于经腹腔途径，经腹膜后途径的优势有：未破坏腹膜的完整结构，不干扰腹腔脏器，肠道并发症低。但缺点是操作空间较小，解剖标志不明确，学习曲线相对较长。术者可结合自身习惯、供者情况选择具体手术入路。

在左、右供肾的选择上，左侧肾静脉较长，有利于移植肾血管吻合及供肾位置的摆放，因此大多数移植中心优先选择左肾作为活体供肾。然而，当左肾存在 3 支以上动脉、左肾功能明显高于右肾、右肾囊性病变、右肾动脉狭窄、女性供者未生育时，建议选择右肾作为供肾。因此，具体选择哪一侧肾脏作为供肾，需要综合考虑供者分肾功能、双肾动静脉血管条件、术者熟练程度等因素来确定。

二、手术适应证和禁忌证

（一）适应证

①与受者 ABO 血型相同或相容；年龄 18 ～ 65 岁；②血清尿素氮、肌酐正常，尿常规正常；③抗 -HBs 和抗 -HCV 均为阴性；供、受者淋巴细胞毒交叉配合试验阴性；④HLA 配型良好。

经后腹腔机器人
亲体取肾术（左
侧供肾）

（二）禁忌证

①供者年龄＜ 18 岁；②与受者之间血型不一致或配型不相符；③患有恶性肿瘤、经药物治疗未控制的高血压、糖尿病、蛋白尿（＞ 150 mg/24h）、不明原因的血尿、肾病、肾功能不全；④患有不稳定心绞痛、心肌梗死、脑梗死、慢性肺部疾病病史；⑤供肾侧输尿管畸形、反复肾结石病史；⑥重度肥胖（BMI ＞ 35 kg/m²）；⑦凝血时间异常或有血液系统疾病；⑧处于活动性病毒感染期或慢性肝炎病史；⑨有严重的精神和心理疾病。

三、术前准备

（一）病房准备

1. 医生准备

详细询问病史并完成体格检查，再次评估检验、检查结果，确定手术方案，术前谈话签字。

2. 护士准备

详见第十章第一节。

3. 患者准备

完善血常规、凝血功能、尿常规、肝肾功能、血糖、肿瘤标志物、乙肝五项、丙肝抗体、HIV、梅毒抗体、巨细胞病毒、血型、淋巴毒交叉试验、心电图、胸部

X线片、心脏彩超、腹部超声、肾核素肾图、CT或MRI血管三维重建。

（二）手术室准备

1.手术器械的准备

Hem-o-Lok施夹钳、Hem-o-Lok夹、单孔平台、自制气囊、Trocar等。

2.工作台的准备

准备修肾工作台,精细组织剪1把,精细镊子2把,蚊氏血管钳10把,阻断钳1个,修肾碗1个,钢尺1把,器官保存液1袋。

四、手术步骤

（一）左侧供肾切取术

1.体位

完全右侧卧位,放置腋垫,升高腰桥,腰部可适当垫高（图7-2-1）,关节及骨隆突处垫软垫,妥善固定（图7-2-2）。

机器人左侧供肾
切取术

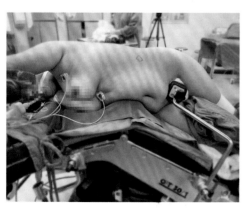

图 7-2-1　手术体位

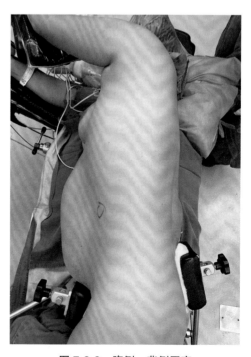

图 7-2-2　腹侧、背侧固定

2. 建立腹膜后间隙及取肾通道

在腋中线髂前上嵴 2 横指处切开皮肤约 1.5 cm，钝性分离皮下组织、肌肉，突破腰背筋膜，将自制气囊置入腰背筋膜下，充气约 1000 ml，在示指引导下分别与镜头孔同一平面的腋后线和腋前线置入 2 个 8 mm Trocar，两个 Trocar 与镜头孔保留 8 cm 距离，髂前上嵴切口放置 12 mm 镜头臂 Trocar，髂前上嵴内下方 6 ~ 8 cm 髂窝处置入 12 mm Trocar，为助手孔（图 7-2-3），镜头孔和 2 号臂中间切开皮肤 8 ~ 10 cm 进入后腹腔（图 7-2-4），放置自制单孔平台（图 7-2-5），为取肾通道。根据需求可放置 3 号机械臂，需在直视下分离腹膜外脂肪及腹膜后置入，避免损伤腹膜，气腹压力 13 ~ 15 mmHg。

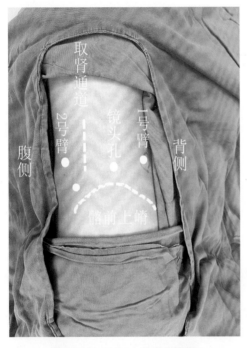

图 7-2-3　Trocar 分布示意图

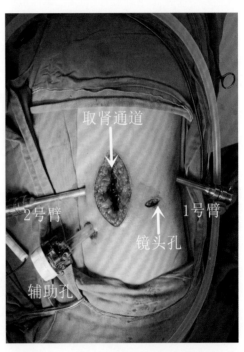

图 7-2-4　置入 Trocar 及切开取肾切口

3. 游离肾脏背侧及输尿管

清扫腹膜外脂肪（图 7-2-6），辨认腹膜反折（图 7-2-7），纵行切开筋膜（图 7-2-8），上至膈肌下，下至骨盆入口。打开 Gerota 筋膜前层，沿肾纤维囊游离肾脏下极和背侧，显露输尿管上段，向下游离输尿管至骨盆入口处（图 7-2-9），向上游离输尿管至近肾门处，注意保护输尿管血供。

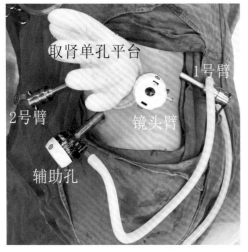

图 7-2-5　置入自制单孔平台

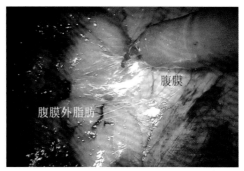

图 7-2-6　清扫腹膜外脂肪

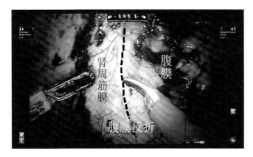

图 7-2-7　辨认腹膜反折

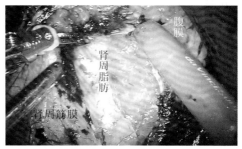

图 7-2-8　切开肾周筋膜

4.游离肾脏血管

在肾脏背侧中份、腰大肌表面搏动处寻找到肾动脉（图 7-2-10），锐性切开肾动脉鞘，充分游离至腹主动脉起始部。在肾动脉后方游离肾静脉（图 7-2-11），显露肾静脉及其属支，包括腰静脉、生殖静脉、肾上腺中央静脉（图 7-2-12）。

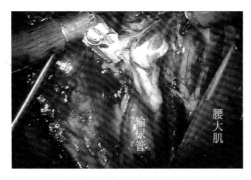

图 7-2-9　游离输尿管

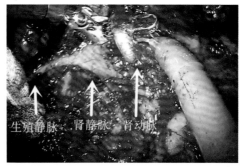

图 7-2-10　游离肾动脉

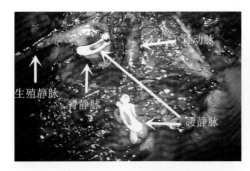

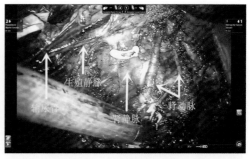

图 7-2-11　游离肾静脉　　　　　图 7-2-12　游离肾静脉属支

5. 游离肾脏表面脂肪

沿肾纤维囊和脂肪囊之间游离肾脏腹侧（图 7-2-13）、背侧（图 7-2-14）和肾上极（图 7-2-15）。

6. 离断输尿管及肾静脉属支

在骨盆入口水平保留 7 ~ 8 cm 输尿管，使用 Hem-o-Lok 夹闭输尿管，在 Hem-o-Lok 近端剪断输尿管（图 7-2-16）；使用 Hem-o-Lok 夹闭生殖静脉（图 7-2-17）、肾上腺中央静脉（图 7-2-18）、腰静脉（图 7-2-11）。

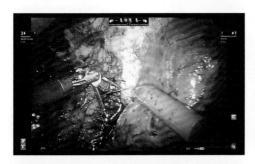

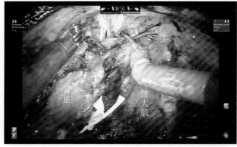

图 7-2-13　游离肾脏腹侧　　　　　图 7-2-14　游离肾脏背侧

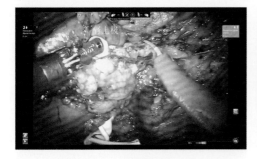

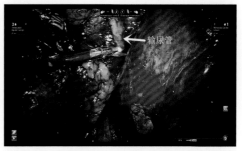

图 7-2-15　游离肾脏上极　　　　　图 7-2-16　剪断输尿管

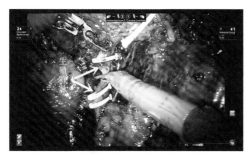

图 7-2-17　剪断生殖静脉

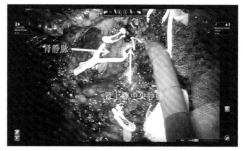

图 7-2-18　剪断肾上腺中央静脉

7. 离断肾脏血管

离断肾脏血管前确保肾脏周围无组织相连，用 2 枚 Hem-o-Lok 紧贴肾动脉根部夹闭肾动脉（图 7-2-19），记录阻断时间，剪断肾动脉（图 7-2-20），再用 2 枚 Hem-o-Lok 紧贴肾静脉根部夹闭肾静脉（图 7-2-21），剪断肾静脉（图 7-2-22），近端血管无须夹闭。

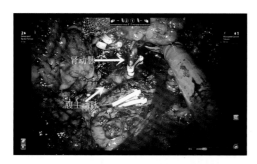

图 7-2-19　夹闭肾动脉

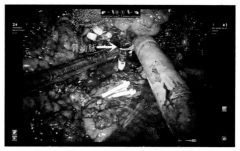

图 7-2-20　剪断肾动脉

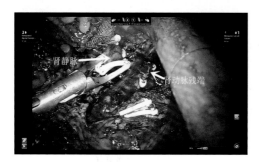

图 7-2-21　夹闭肾静脉

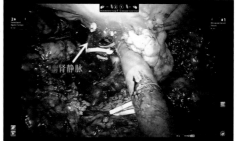

图 7-2-22　剪断肾静脉

8. 取出肾脏

快速取出手术器械及单孔平台，快速取出供肾（图 7-2-23），取出的供肾立即放入预先准备好的冰水中进行灌注修整（图 7-2-24）。

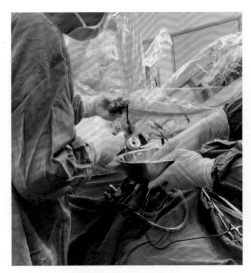

图 7-2-23　取出肾脏

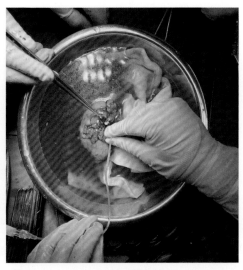

图 7-2-24　肾脏灌注

9. 检查术野

置入单孔平台重新建立气腹，气腹压力降低至 5 ~ 7 mmHg，检查创面有无活动性出血，检查 Hem-o-Lok 是否松脱（图 7-2-25），在背侧 Trocar 孔内留置腹膜后引流管，逐层缝合各切口（图 7-2-26）。

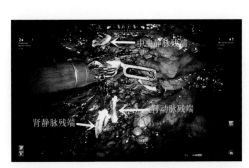

图 7-2-25　检查创面

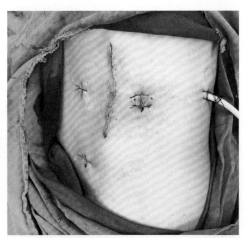

图 7-2-26　术后切口

（二）右侧供肾切取术

1. 手术位置

右侧供肾切取体位、Trocar 位置、取肾通道原则与左侧相同，3

机器人右侧
供肾切取术

号机械臂如需使用置入腹侧（图 7-2-27、图 7-2-28）。

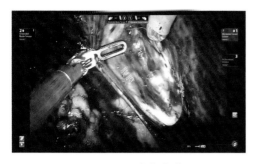

图 7-2-27　分离腹膜

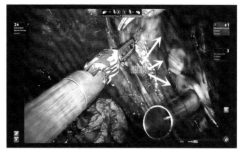

图 7-2-28　置入 3 号臂 Trocar

2. 游离肾脏背侧及输尿管

清扫腹膜外脂肪（图 7-2-29），辨认腹膜反折后纵行切开筋膜（图 7-2-30），上至膈肌下，下至骨盆入口处。打开 Gerota 筋膜前层，沿肾纤维囊游离肾脏下极和背侧，显露输尿管上段（图 7-2-31），向下游离输尿管至骨盆入口处（图 7-2-32），向上游离输尿管至近肾门处（图 7-2-33），注意保护输尿管血供。

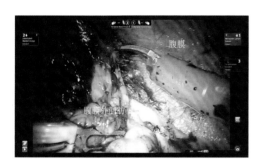

图 7-2-29　清扫腹膜外脂肪

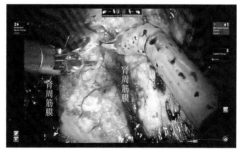

图 7-2-30　切开肾周筋膜

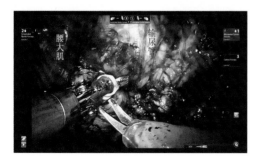

图 7-2-31　显露输尿管

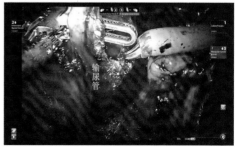

图 7-2-32　游离输尿管

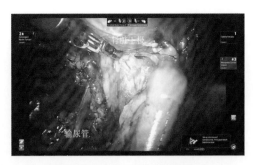

图 7-2-33　游离输尿管至肾门

3. 游离肾脏血管

在肾脏背侧中份、腰大肌表面搏动处寻找到肾动脉（图 7-2-34），锐性切开肾动脉鞘，充分游离肾动脉。在肾动脉后方游离肾静脉（图 7-2-35），游离肾静脉根部显露下腔静脉，右侧生殖静脉汇入下腔静脉（图 7-2-36），避免损伤，必要时可结扎切断（图 7-2-37）。

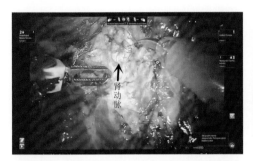

图 7-2-34　游离肾动脉

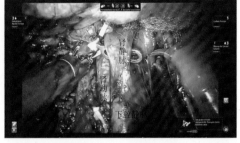

图 7-2-35　游离肾静脉

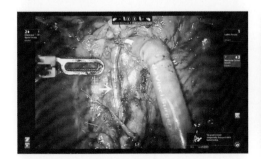

图 7-2-36　游离生殖静脉

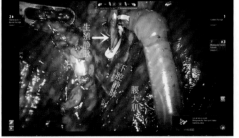

图 7-2-37　结扎生殖静脉

4. 游离肾脏表面脂肪

沿肾纤维囊和脂肪囊之间游离肾脏腹侧（图 7-2-38）、背侧（图 7-2-39）和肾上极（图 7-2-40）。

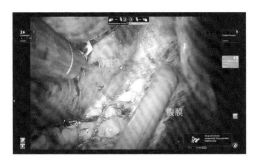

图 7-2-38 游离肾脏腹侧

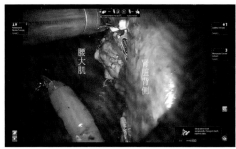

图 7-2-39 游离肾脏背侧

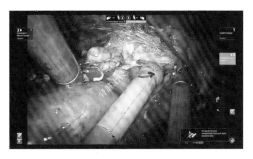

图 7-2-40 游离肾脏上极

5. 离断输尿管

在骨盆入口水平使用 Hem-o-Lok 夹闭输尿管（图 7-2-41），在 Hem-o-Lok 近端剪断输尿管（图 7-2-42）。

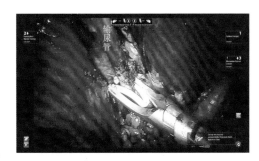

图 7-2-41 夹闭输尿管远端

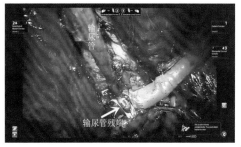

图 7-2-42 剪断输尿管

6. 离断肾脏血管

离断肾脏血管前确保肾脏周围无组织相连，用 2 枚 Hem-o-Lok 紧贴肾动脉根部夹闭肾动脉（图 7-2-43），记录阻断时间，剪断肾动脉（图 7-2-44），再用 2 枚 Hem-o-Lok 紧贴肾静脉根部夹闭肾静脉（图 7-2-45），剪断肾静脉（图 7-2-46）。由于右肾静脉较短，使用 Hem-o-Lok 夹闭时需紧贴下腔静脉管壁，避免肾静脉过短增加受体移植难度。

135

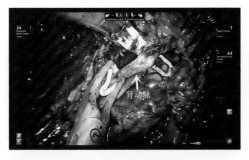

图 7-2-43　夹闭肾动脉

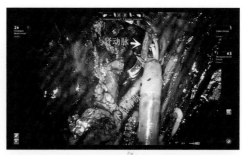

图 7-2-44　剪断肾动脉

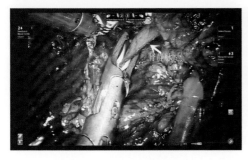

图 7-2-45　夹闭肾静脉

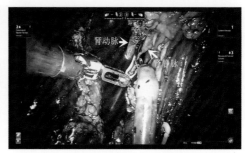

图 7-2-46　剪断肾静脉

7. 取出肾脏

快速取出手术器械及单孔平台，快速取出供肾（图 7-2-48），取出的供肾立即放入预先准备好的冰水中进行灌注修整（图 7-2-49）。

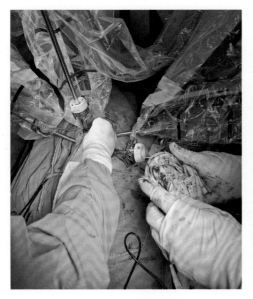

图 7-2-47　取出肾脏

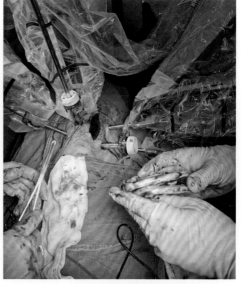

图 7-2-48　取出肾脏后的切口

8. 检查术野

置入单孔平台重新建立气腹，气腹压力降低至 5 ~ 7 mmHg，检查创面有无活动性出血，检查 Hem-o-Lok 是否松脱（图 7-2-50），在背侧 Trocar 孔内留置腹膜后引流管，逐层缝合各切口。

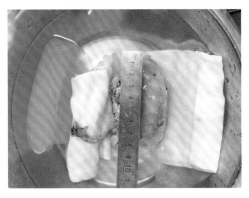

图 7-2-49　肾脏修整完成后

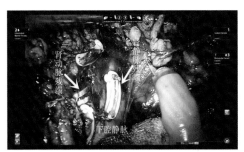

图 7-2-50　检查创面

五、术中可能出现的并发症及预防处理措施

（一）术中出血

术中出血多为游离肾门时血管损伤，分离时动作应轻柔，游离左肾静脉属支时应使用 Hem-o-Lok 两端结扎后剪断，修肾时再将远端的 Hem-o-Lok 去除。如为动脉损伤或较大血管的撕裂伤可在内镜下缝合，机械臂拥有 7 个自由度，缝合无死角，可以轻松缝合止血。

（二）肾被膜或肾实质损伤

肾被膜或肾实质损伤主要因器械臂对肾脏过度挤压导致，尤其是机器人术中无触觉反馈，应更加谨慎，术中操作轻柔，可使用无菌小纱条垫在肾脏表面再进行牵拉显露。如发生肾被膜或肾实质损伤，可在修肾时使用 3-0 可吸收线缝合。

（三）肾脏血管过短

肾脏血管过短增加受者移植手术难度，尤其是获取右肾时。左肾术中应充分游离肾静脉属支，尽量游离动脉至腹主动脉起始部；右肾静脉本身较短，放置 Hem-o-

Lok 时应尽量紧贴下腔静脉侧，保留更长的静脉长度。增加右肾静脉长度的方法有使用 Satinsky 钳夹闭下腔静脉后，紧贴下腔静脉剪断肾静脉，再使用血管缝合线缝合下腔静脉切口；获取肾脏时同时切取右侧生殖静脉，体外螺旋形延长右肾静脉。

（四）输尿管坏死

游离输尿管时注意保护输尿管血供，避免过度牵拉输尿管，剪断输尿管时避免使用能量器械对输尿管造成热损伤，可直接使用剪刀剪断。

（五）Hem-o-Lok 脱落

Hem-o-Lok 脱落可导致大出血甚至死亡，应充分游离血管，夹闭血管时避免夹入其他组织，剪断血管时避免紧贴 Hem-o-Lok 表面，血管残端过短易导致 Hem-o-Lok 滑脱。术后应观察引流量及颜色，监测血红蛋白，若发生大出血应及时手术探查止血。

孙　洵　谭顺成

第八章

机器人亲体肾移植

第一节　机器人经腹活体肾移植术

一、概述

在过去的半个世纪里，肾移植已经发展成为终末期肾病患者治疗的"金标准"。近几十年来，免疫抑制药物及移植后管理策略不断革新，移植物和肾移植受者的预后已得到明显改善。然而，自1954年第一次成功开展同卵双胞胎活体开放肾移植以来，肾移植的手术方式基本上没有大的突破。尽管7～10 cm的小切口肾移植已在临床中使用，但仍需筛选BMI较低的患者。而临床实际中肥胖的患者才更应使用微创方法来减少伤口并发症，并且小切口肾移植也增加了肾移植血管显露与缝合的难度。一直以来，肾移植患者，尤其是肥胖及糖尿病患者需面对术后疼痛、术区感染、活动延迟及切口疝等并发症。

随着腹腔镜供体肾切取术的成功，人们开始尝试腹腔镜肾移植术。Rosales在2010年开展第1例腹腔镜肾移植（LKT），采用7 cm切口将移植肾置入腹腔。Modi报道了72例腹腔镜活体肾移植的成功病例，由于创伤更小，LKT组在术后24 h内使用的镇痛药物剂量明显减少。虽然LKT组在术后第7天和第30天时肾小球滤过率低于开放肾移植（OKT）组，但在术后3、6、12和18个月时，两组间没有差异，在22.3个月的随访中，两组的患者生存率也相似，分别为94.1%和94.7%。尽管已有LKT成功的病例，但该技术对术者的腹腔镜技术要求高，限制了该技术在临床上的推广。

首例机器人肾移植术（RAKT）于2001年在法国进行，当时仅用机器人完成了血管缝合，这一突破性成就证明了RAKT的可行性。随后，许多学者开始对微创肾移植手术进行更加深入的探索。7 年后 Giulianotti 实施了第一次真正意义上的 RAKT，通过 7 cm 腹部正中切口为一名 BMI 为 41 kg/m² 的 29 岁女性进行手术，移植肾即刻工作，无围术期并发症，患者术后第 5 天顺利出院。2011 年，Boggi 报道了欧洲第 2 例 RAKT 病例，这是由 56 岁的母亲向她 37 岁的女儿成功进行的活体肾移植。这些成功的开创性单病例报道为 RAKT 的安全性和可行性奠定了坚实的基础，并对机器人定位、移植肾如何置入腹腔、移植肾低温保存等方面做了改良。2021 年欧洲机器人泌尿科机器人肾移植工作组（ERUS-RAKT）开展了 291 例 RAKT，RAKT 与 OKT 相比具有较好的手术效果，在具有丰富开放肾移植和机器人手术经验的中心进行时，学习曲线相对较短。越来越多的数据表明，RAKT 是一种安全可行的微创技术，当由经验丰富的外科医生操作时，患者的手术风险降低，并发症减少，同时不影响肾功能的恢复及人、肾的长期存活率，RAKT 成为 OKT 的绝佳替代方案。

二、手术适应证和禁忌证

（一）适应证

（1）目前对受体年龄无绝对限制，但以 10～60 岁的终末期肾病患者较为合适，特别适用于肥胖患者或 BMI ≥ 30 kg/m² 的患者。

（2）局灶节段性肾小球硬化症、膜性肾炎、IgA 肾病、膜增生性肾小球肾炎 I 型和 II 型、过敏性紫癜肾小球肾炎、抗肾小球基底膜肾炎等肾小球疾病导致的慢性肾脏病 5 期。

（3）慢性肾盂肾炎、双肾结核等肾脏感染性疾病导致的慢性肾脏病 5 期。

（4）先天性多囊肾、肾髓质囊性变、遗传性肾病等遗传性疾病导致的慢性肾脏病 5 期。

（5）糖尿病肾病、等代谢性疾病草酸血症性肾病、胱氨酸病、肾淀粉样变、尿酸性肾病导致的慢性肾脏病 5 期。

（6）双肾多发性结石、先天性后尿道瓣膜、神经源性膀胱等梗阻性尿路疾病导致的慢性肾脏病 5 期。

（7）中毒性肾病、马兜铃酸肾病导致的慢性肾脏病 5 期。

（8）系统性红斑狼疮、多动脉炎肾损害、进行性系统硬化病等系统性疾病导致的慢性肾脏病 5 期。

（9）肾胚胎瘤、肾细胞癌、肾髓瘤等肿瘤导致的慢性肾脏病 5 期。

（10）先天性肾发育不良、马蹄肾等先天性畸形和双侧肾皮质坏死、急性肾小管坏死、孤立肾外伤等急性不可逆性肾衰竭导致的慢性肾脏病 5 期。

（二）禁忌证

（1）绝对禁忌证：全身散在恶性肿瘤，进行性代谢性疾病，活动性结核，活动性肝炎，活动性艾滋病，凝血机制障碍，近期心肌梗死，脑卒中、脑梗死，预计寿命 < 5 年，精神病，顽固性心力衰竭，慢性呼吸功能衰竭，进行性肝脏疾病。

（2）相对禁忌证：年龄偏大或偏小，脂蛋白肾小球病，严重淀粉样变，镰状细胞病，周围血管病，癌前期病变，精神发育迟缓，难控制糖尿病，复发或难控制尿路感染。

三、术前准备

（一）病房准备

1. 医生准备

详细询问病史并完成体格检查，再次评估检验、检查结果，确定手术方案（手术入路、移植肾摆放位置），术前谈话签字，备血，制定免疫诱导方案。

2. 护士准备

术前备皮、完成抗生素皮试、灌肠、入手术室前嘱患者口服免疫抑制药物、完成与手术室交接（详见第十章第一节）。

3. 患者准备

完成术前各项辅助检查，包括血、尿、粪常规、血型检测、凝血全套、肝肾功能、电解质、血脂、空腹血糖、HBV、HCV、HIV 抗体、梅毒血清学、巨细胞病毒抗体、EB 病毒抗体、群体反应性抗体、淋巴毒交叉实验、心电图、胸部 X 线片或肺部 CT、腹部及血管超声检查；术前血液透析治疗；禁饮、禁食。

（二）手术室准备

1. 医生准备

准备手术所需器械，包括 Hemo-Lok 施夹钳及 Hemo-Lok 夹、血管阻断夹施夹钳及血管阻断夹、血管缝线、导丝、输尿管支架管；提前准备无菌台制作单孔平台及肾袋，与修复肾脏的医生交接供肾质地、灌注情况、血管长度、是否存在开放后血管潜在出血风险。

2. 麻醉医生准备

见第三章麻醉管理。

3. 护士准备

准备机器人所需器械及耗材、软垫、三腔导尿管、肩托固定架、暖风机（详见第十章第二节）。

四、手术步骤

机器人右侧活体
供肾肾移植术

（一）体位

取仰卧位，双腿分开，双手内收于躯干两侧并固定，肩部放置肩托固定，建立好气腹后改为头低脚高位（图 8-1-1）。

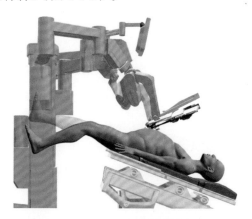

图 8-1-1　手术体位

（二）建立气腹及置肾通道

在脐部上方 2 cm 置入 12 mm Trocar，为镜头臂通道，A2、R1 位于左、右侧腹直肌外侧缘平脐水平、距镜头臂 8 cm 处，R3 位于右侧腋前线处，与镜头臂水平向上 1 ～ 2 cm，R2 位于左侧髂前上棘内侧 2 cm，A1 位于 C 和 A2 连线中点，R1、R2、R3 为机械臂 8 mm Trocar，A1、A2 为 12 mm Trocar（图 8-1-2）。于下腹部正中切开 5 ～ 7 cm 切口（图 8-1-3），置入自制单孔平台（图 8-1-4），为术中置入肾脏通道。连接机械臂（图 8-1-5），放入专用器械，分离时 1 号机械臂为单极电剪，2 号机械臂为双极抓钳，3 号机械臂为抓钳，缝合血管时 1 号臂使用持针器，2 号臂使用黑钻精细组织镊（图 8-1-6）。

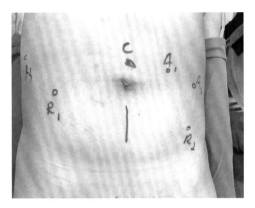

图 8-1-2　Trocar 放置位置示意图

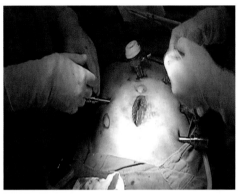

图 8-1-3　置入 Trocar 及切开腹部正中切口

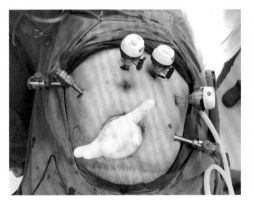

图 8-1-4　置入 Trocar 及单孔平台

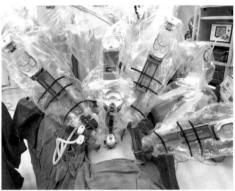

图 8-1-5　连接器械臂

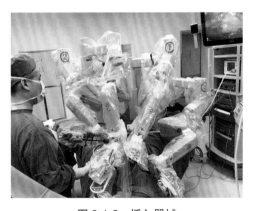

图 8-1-6　插入器械

（三）移植肾处理

在工作台将肾脏仔细修整，标记血管方向（图 8-1-7），装入肾袋（图 8-1-8）。

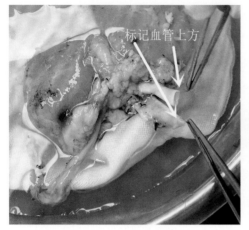

图 8-1-7　标记血管方向

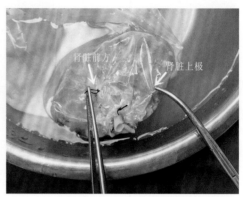

图 8-1-8　标记肾袋方向

（四）建立肾巢

在右侧腹壁切开腹膜（图 8-1-9），上至回盲部上方约 3 cm（图 8-1-10），下至脐正中韧带下方（图 8-1-11），根据供肾大小建立肾巢（图 8-1-12），注意保护输精管或子宫圆韧带。

（五）游离髂外动、静脉

将腹膜牵向内侧，在腹膜外游离髂外动脉（图 8-1-13）、静脉（图 8-1-14），游离长度为 6 ～ 7 cm。

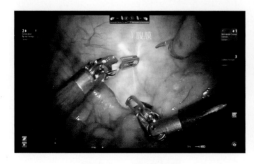

图 8-1-9　辨认腹膜

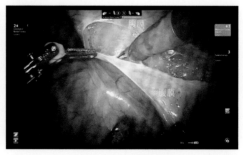

图 8-1-10　切开腹膜

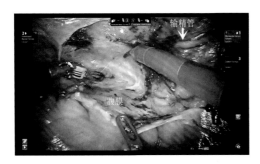

图 8-1-11　游离至脐正中韧带下方

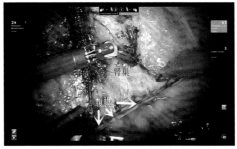

图 8-1-12　游离出肾巢

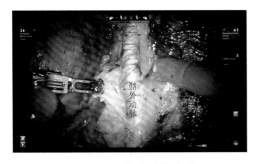

图 8-1-13　游离髂外动脉

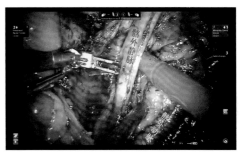

图 8-1-14　游离髂外静脉

（六）置入移植肾

通过单孔平台，先放入一块常温湿纱垫位于盆腔内（图 8-1-15），避免盆腔脏器与移植肾直接接触，维持盆腔和移植肾相对温度，同时防止移植肾放入后反复滑动。关闭平台，避免漏气（图 8-1-16）。再置入移植肾（图 8-1-17），并在肾袋内加入冰屑，放入移植肾后需根据预先的标记确认移植肾的方向，检查移植肾血管（图 8-1-18），避免扭转。关闭平台，避免漏气（图 8-1-19）。

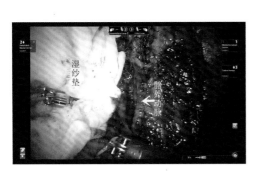

图 8-1-15　置入湿纱垫

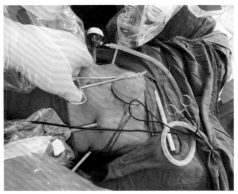

图 8-1-16　关闭平台

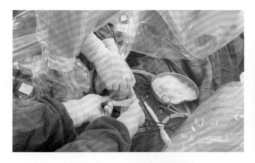

图 8-1-17　置入移植肾

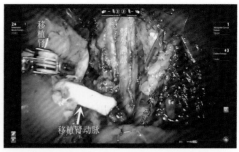

图 8-1-18　置入移植肾进入腹腔

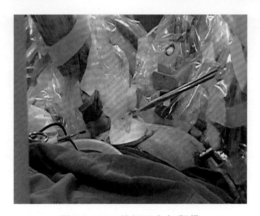

图 8-1-19　关闭平台与肾袋

（七）移植肾静脉吻合

用血管阻断夹先阻断髂外静脉远端（图 8-1-20），再阻断近端（图 8-1-21），根据移植肾静脉管径，在体内使用输尿管导管测量需剪开的髂外静脉长度（图 8-1-22），于 1 点钟方向剪开髂外静脉（图 8-1-23），肝素盐水冲洗管腔（图 8-1-24），Gore-Tex CV-6 或 5-0 Prolene 血管缝线从远端开始连续端侧吻合血管（图 8-1-25、图 8-1-26）。吻合时近端使用 3 号臂牵拉标记线固定，保证针距均匀（图 8-1-27），先缝合后壁，打结（图 8-1-28），再缝合前壁（图 8-1-29），闭合血管前肝素盐水冲洗管腔（图 8-1-30、图 8-1-31），阻断移植肾静脉（图 8-1-32），依次松开髂外静脉近端（图 8-1-33）、远端（图 8-1-34）血管阻断钳。如遇右侧供肾静脉过短，阻断困难，可在动脉吻合结束后直接开放髂外静脉。

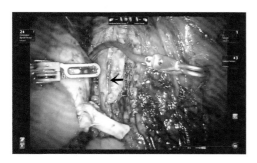

图 8-1-20　阻断髂外静脉远端

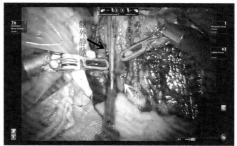

图 8-1-21　阻断髂外静脉近端

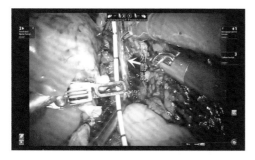

图 8-1-22　测量剪开髂外静脉长度

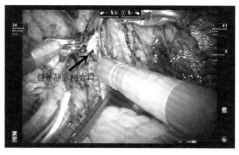

图 8-1-23　剪开髂外静脉

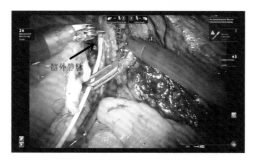

图 8-1-24　肝素水冲洗髂外静脉

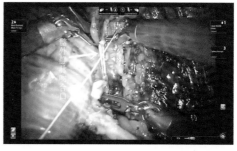

图 8-1-25　缝合髂外静脉与移植肾静脉远端

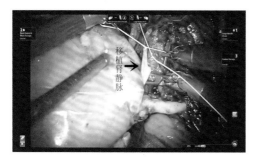

图 8-1-26　血管缝线打结

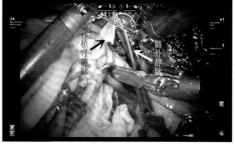

图 8-1-27　缝合髂外静脉与移植肾静脉后壁

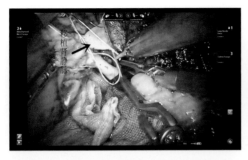 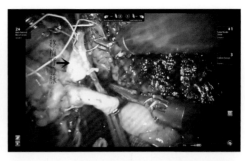

图 8-1-28　缝合至髂外静脉与移植肾静脉近端
　　　　　打结
图 8-1-29　缝合髂外静脉与移植肾静脉前壁

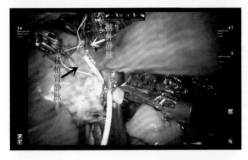 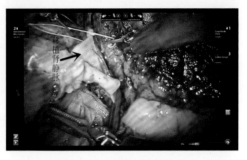

图 8-1-30　静脉吻合结束前使用肝素水冲洗
图 8-1-31　静脉缝合完成

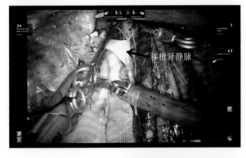 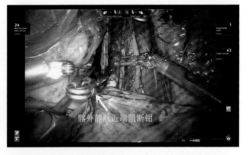

图 8-1-32　阻断移植肾静脉
图 8-1-33　松开髂外静脉近端血管阻断钳

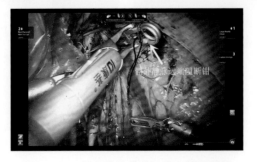

图 8-1-34　松开髂外静脉远端血管阻断钳

（八）移植肾动脉吻合

用血管阻断夹先阻断髂外动脉近端（图 8-1-35），再阻断远端（图 8-1-36），根据移植肾动脉管径，剪开髂外动脉（图 8-1-37），肝素盐水冲洗后使用和静脉同样方法进行吻合（图 8-1-38 至图 8-1-45），试漏（图 8-1-46、图 8-1-47），如有出血可使用 6-0 Prolene 血管缝线补针止血（图 8-1-48、图 8-1-49），确认无出血后开放髂外动脉（图 8-1-50）。

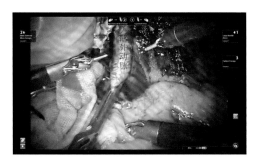

图 8-1-35　阻断髂外动脉近端

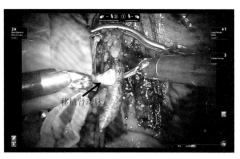

图 8-1-36　阻断髂外动脉远端

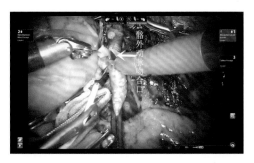

图 8-1-37　剪开髂外动脉

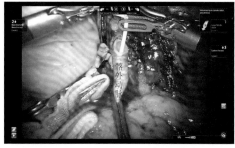

图 8-1-38　肝素水冲洗髂外动脉

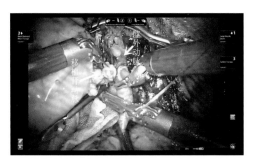

图 8-1-39　缝合髂外动脉与移植肾动脉远端

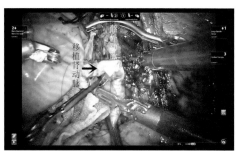

图 8-1-40　动脉缝合远端打结

149

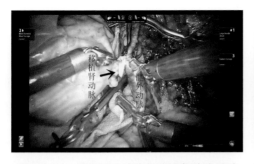

图 8-1-41　缝合髂外动脉与移植肾动脉后壁

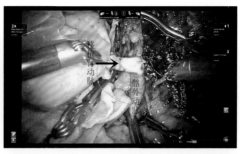

图 8-1-42　缝合至髂外动脉与移植肾动脉近端
　　　　　打结

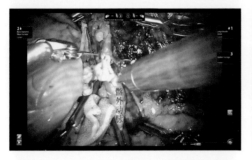

图 8-1-43　缝合髂外动脉与移植肾动脉前壁

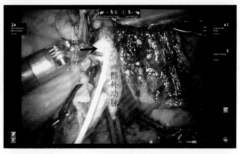

图 8-1-44　动脉吻合结束前使用肝素水冲洗

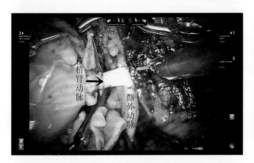

图 8-1-45　动脉缝合完成

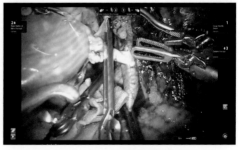

图 8-1-46　阻断移植肾动脉

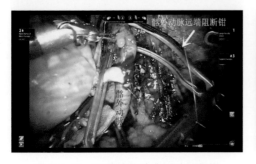

图 8-1-47　开放髂外动脉远端阻断钳

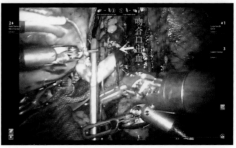

图 8-1-48　动脉吻合口出血

150

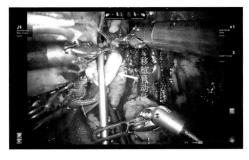

图 8-1-49　缝扎出血处

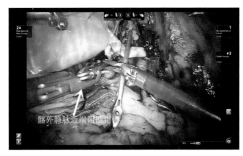

图 8-1-50　开放髂外动脉近端阻断钳

（九）移植肾动、静脉开放

剪开肾袋（图 8-1-51），依次开放移植肾静脉血管阻断夹（图 8-1-52）、移植肾动脉血管阻断夹（图 8-1-53），观察移植肾表面再灌注（图 8-1-54）及输尿管排尿情况，检查肾脏背侧有无出血（图 8-1-55），仔细止血后将移植肾翻入肾巢内（图 8-1-56），再检查肾脏腹侧有无出血（图 8-1-57），摆放时避免血管张力过大。亲体供肾切取时已仔细止血，开放后肾门、肾脏表面出血一般较尸体供肾少。

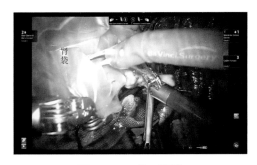

图 8-1-51　剪开肾袋

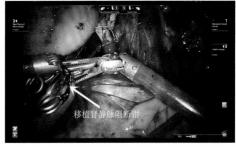

图 8-1-52　开放移植肾静脉阻断钳

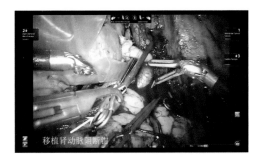

图 8-1-53　开放移植肾动脉阻断钳

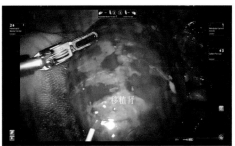

图 8-1-54　移植肾表面

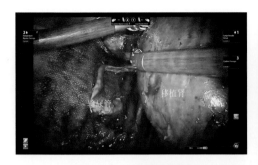

图 8-1-55　移植肾背面

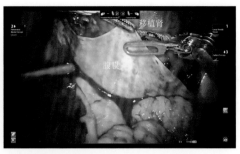

图 8-1-56　移植肾翻入肾巢内

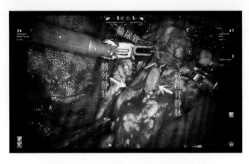

图 8-1-57　检查移植肾背面血管

（十）移植输尿管与膀胱吻合

向膀胱内灌注生理盐水使膀胱充盈，在膀胱右后壁切开 1 cm 切口（图 8-1-58），根据肾脏摆放位置裁剪输尿管长度（图 8-1-59），纵向剪开输尿管 1 cm，使用 4-0 可吸收线先缝合输尿管与膀胱黏膜后壁（图 8-1-60），在导丝引导下留置输尿管支架管（图 8-1-61、图 8-1-62），再缝合前壁（图 8-1-63），间断缝合膀胱肌层（图 8-1-64），吻合完成后检查输尿管是否存在张力（图 8-1-65）。

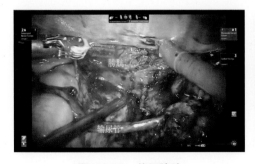

图 8-1-58　剪开膀胱

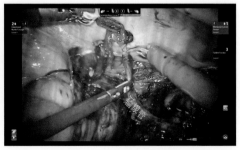

图 8-1-59　裁剪输尿管

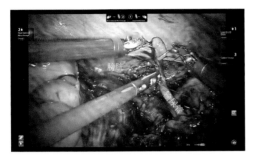

图 8-1-60　移植输尿管与膀胱吻合后壁

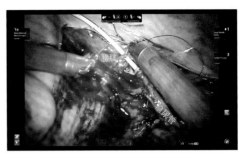

图 8-1-61　置入输尿管支架

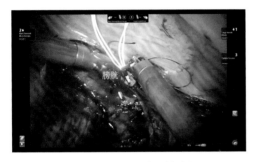

图 8-1-62　置入输尿管支架

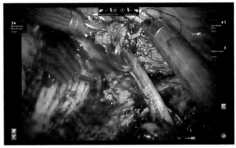

图 8-1-63　移植输尿管与膀胱吻合前壁

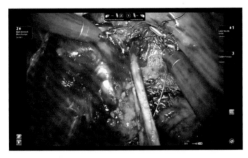

图 8-1-64　缝合膀胱肌层

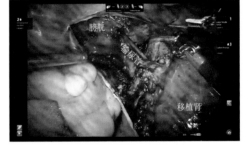

图 8-1-65　输尿管吻合完成

（十一）移植肾腹膜外化

再次检查移植肾动脉、静脉吻合口，无出血后使用 2-0 倒刺线关闭侧腹膜（图 8-1-66），将移植肾完全腹膜外化。引流管留置于盆腔内（图 8-1-67）。

153

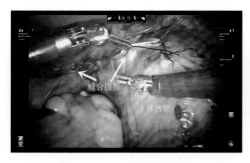

图 8-1-66　移植肾腹膜外化

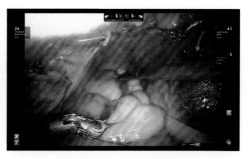

图 8-1-67　放置引流管

（十二）缝合各切口（图 8-1-68），结束手术

五、术中可能出现的并发症及预防处理措施

（一）术中血管出血

髂外动静脉游离动作轻柔，避免血管损伤；血管分支需结扎，避免术中阻断不全导致出血。

（二）动静脉吻合口出血

主要依赖缝合技术，在机器人下缝合可保证缝合针距均匀；使用 Gore-Tex 缝线缝合可降低吻合口及针眼出血风险；如有出血，可在盐水持续冲洗下充分显露出血点，补针。

（三）体内移植肾低温保存

为保证移植肾开放前持续低温状态，可通过单孔平台的肾袋随时加入冰屑，此方法不需要拆除机械臂，对气腹影响小，可反复操作。

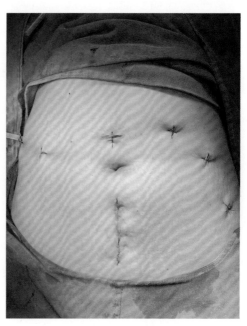

图 8-1-68　术后切口

（四）肾蒂扭转

在工作台修肾时必须标记肾袋和血管的方向，移植肾放入腹腔内需再次确认方向是否正确，避免移植肾扭转。移植肾腹膜外化可使肾脏相对固定，防止发生扭转。同时也便于后期对移植肾进行穿刺活检、穿刺造瘘等操作。

（五）输尿管并发症

移植输尿管缺血、狭窄、漏尿是肾移植术后常见并发症，取肾时保留足够的输尿管血供，避免钳夹和过分牵拉；缝合时针距均匀，张力适中，保证黏膜外翻对合；术中可留置输尿管支架管，可降低漏尿发生率。

孙　洵　谭顺成

第二节　经阴道置入肾脏机器人肾移植

一、概述

随着微创观念深入人心及手术器械的进步，经自然腔道内镜手术（natural orifice translumenal endoscopic surgery, NOTES）因其在体表无伤口、患者损伤较小、恢复更快等优势，在临床各个外科领域得以应用；其中经阴道的 NOTES 手术开展得最为广泛。目前已经有报道经阴道 NOTES 完成胆囊切除、阑尾切除、肾切除、乙状结肠切除等。2015 年印度学者 Modi 报道了 8 例经阴道置入供肾的肾脏移植手术；所有手术均采用普通腹腔镜器械并顺利完成，血管吻合时间为 41 min，温缺血时间 62.9 min，手术时间 242 min，未发生 DGF。该报道证实肾脏移植也可以通过 NOTES 完成。

伴随着机器人平台在外科领域的大放异彩，法国人在 2008 年采用达·芬奇机器人完成了经阴道肾脏切除，并通过阴道将肾脏取出；2014 年中国台湾高雄大学医学院采用达·芬奇机器人完成了经阴道子宫全切术（PMID：26700999）。这些手术案例的成功证明机器人 NOTES 手术是安全可行的。2015 年法国 Toulouse 大学医院完成了第 1 例经阴道置入供肾的机器人肾脏移植，手术获得了成功，为肾脏移植开创了一个崭新的手术方式。该手术承袭了 NOTES 手术体表无切口及患者恢复较快的优势，但是仍然存在受者选择局限、增加腹腔感染风险，远期盆底功能及性功能影响尚不明确等，所以仅在全世界有限的几个中心开展，且例数有限。

二、经阴道置入肾脏机器人肾移植

经阴道置入肾脏
机器人肾移植

（一）手术适应证和禁忌证

1. 手术适应证

①成年女性终末期肾病患者，有经阴道生产历史者更合适；②术前评估阴道弹性能够容纳肾脏通过；③无下腹及盆腔手术史，无明显盆腔炎疾病史；④无膀胱及盆底器官膨出，无尿失禁；⑤无盆腔器官畸形，如子宫静脉曲张，子宫内膜异位等；⑥CT 评估无髂外静脉狭窄或闭锁，髂外动脉无明显钙化。

2. 手术禁忌证

①绝对禁忌证：有全身散在恶性肿瘤，进行性代谢性疾病，活动性结核，活动性肝炎，活动性艾滋病，凝血机制障碍，近期心肌梗死，脑卒中、脑梗死，预计寿命＜5 年，精神病，顽固性心力衰竭，慢性呼吸功能衰竭，进行性肝脏疾病。②相对禁忌证：供者体型较受者明显偏大；受者阴道有明确感染。

（二）术前准备及手术室准备

1. 受者准备

（1）同机器人 DD 肾脏移植。

（2）术前阴道准备：因女性阴道存在大量的定植菌及可能的条件致病菌，需要在经阴道置入肾脏前做好准备。妇产科相关的研究均显示术前即刻使用生理盐水、聚维酮碘或婴儿洗发露稀释液进行阴道准备可以明显降低术后感染发生率；考虑到移植手术的特殊性，笔者建议术前 3 天常规使用聚维酮碘进行阴道准备，即使用聚维酮碘纱球擦拭阴道 1～2 次。

2. 供肾准备

（1）供肾的修整：将切取的肾脏置入冰盒中，保持冰水混合物状态低温保存肾脏。修整肾动脉、肾静脉及肾窦脂肪；肾门处血管及淋巴管尽量结扎防止开放后出血；同时检查肾脏静脉是否存在明显漏液情况（图 8-2-1）。

（2）预置入输尿管支架，将肾脏置入自制肾袋中，并在肾袋上打结做好肾脏上下极标记（图8-2-2）；经肾脏下极置入自制持续表面冷却系统（灌注管＋引流管）（continuous surface cooling technique，CSCT）（图8-2-3）。

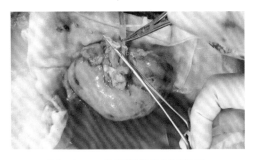

图 8-2-1　检测肾静脉是否漏液

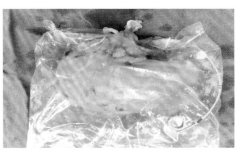

图 8-2-2　供肾入肾袋并标记肾脏上极

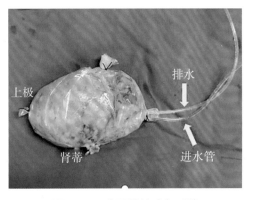

图 8-2-3　表面持续冷却系统

（三）手术步骤

1. 麻醉

采用全麻气管插管。

2. 体位

Da Vinci Si 及 Xi 均采用头低脚高20°截石位，不同的是 Si 需要摆出大字位（图8-2-4）。

3. 手术步骤

（1）设计穿刺 Trocar 和肾脏置入通道位置（图8-2-5）。

（2）建立气腹，气腹压不超过 15 mmHg。

（3）从髂血管靠外 2～3 cm 处剪开侧腹膜，上至回盲部处，下至膀胱后上方建立肾巢（图8-2-6）。

（4）游离髂外动、静脉，使用 CSCT 保证肾脏低温（图 8-2-7、图 8-2-8）。

（5）经会阴直视下切开阴道后穹隆置入 retractor 建立肾脏置入通道（图 8-2-9 至图 8-2-10）。

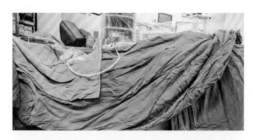

图 8-2-4　头低脚高约 20° 大字位

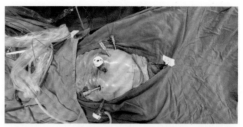

图 8-2-5　Trocar 和肾脏置入通道位置

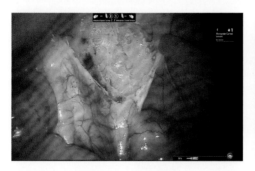

图 8-2-6　建立肾巢

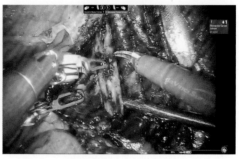

图 8-2-7　游离髂外血管

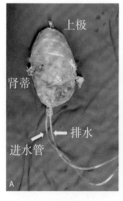

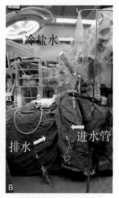

图 8-2-8　建立 CSCT

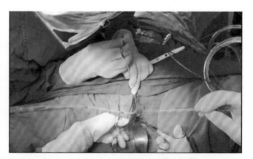

图 8-2-9　阴道后穹隆切开

（6）将装有供肾的自制肾袋通过 retractor 置入腹腔，并连接冰盐水及引流袋（图 8-2-11）；采用普通无菌手套制成 10 cm 左右气球置入阴道，重新建立气腹（图 8-2-12、图 8-2-13）。

（7）阻断髂外静脉，根据肾静脉的长度、直径选择合适的位置剪开肾静脉，肝素盐水冲洗肾静脉直至静脉管壁变白，用 Gore-Tex CV-6 血管缝线，采用连续缝合的方式进行移植肾静脉与髂外静脉的吻合，用血管阻断钳阻断移植肾静脉，移除髂外静脉阻断钳，试漏，如有漏血，补钉。同样的方法进行移植肾动脉与髂外动脉的吻合（图 8-2-14、图 8-2-15）。

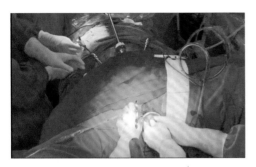

图 8-2-10　经阴道后穹隆置入肾脏

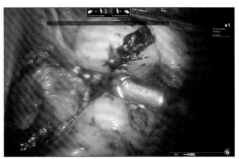

图 8-2-11　肾脏置入盆腔

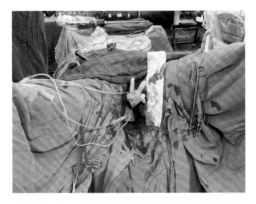

图 8-2-12　阴道塞入充气手套重新建立气腹

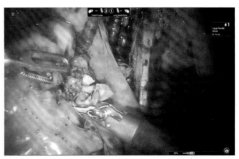

图 8-2-13　调整肾脏位置备血管吻合

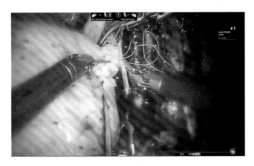

图 8-2-14　静脉吻合

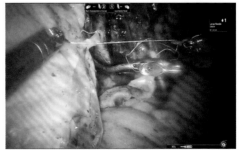

图 8-2-15　动脉吻合

（8）开放肾动、静脉，观察肾脏血供情况，检查肾门、血管吻合口和肾脏表面有无活动性出血，仔细止血。

（9）切开肾袋后将其通过辅助孔取出，将移植肾摆放到肾巢内并使用 3-0 倒刺线关闭侧腹膜（图 8-2-16、图 8-2-17）。

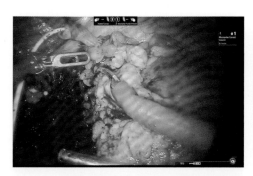

图 8-2-16　肾脏放入肾巢

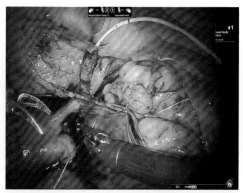

图 8-2-17　移植肾腹膜外化

（10）输尿管与膀胱吻合。充盈膀胱，选膀胱右顶侧壁切开约 1.5 cm，4-0 可吸收线背侧连续缝合、前侧间断缝合进行输尿管黏膜与膀胱黏膜的吻合，4-0 可吸收线缝合吻合口上方的膀胱肌层，防止术后吻合口漏尿（图 8-2-18）。

（11）用 3-0 倒刺线关闭膀胱侧腹膜，使移植肾完全腹膜外化（图 8-2-19）。

（12）直视下关闭阴道后穹隆后缝合腹壁切口（图 8-2-20、图 8-2-21）。

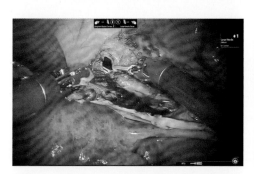

图 8-2-18　输尿管膀胱再植

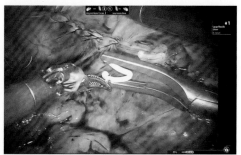

图 8-2-19　关闭输尿管段腹膜

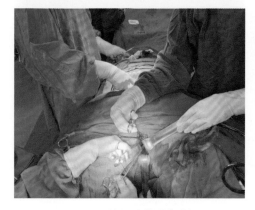

图 8-2-20　关闭阴道后穹隆切口

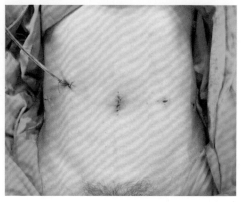

图 8-2-21　手术完成后切口照片

（四）术中关注点和手术技巧

（1）肾脏的工作台修整尤其重要，肾门脂肪及小血管的结扎，肾动、静脉的重建，重建后检测动静脉是否存在小的破洞或者分支漏结扎的情况。

（2）建立肾巢时，腹膜切开的位置稍微偏外侧，肾巢大小根据供肾的体积和调整，一般建议尽量偏大利于最后的腹膜外化。

（3）阴道后穹隆的切开需要有经验的医师操作，开始开展时尽量在妇产科医师帮助下完成。

（4）亚洲女性盆腔相对偏小，阴道需要充分扩张，置入阴道过程中肾脏不能包裹太多沙冰，以免置入困难。术中可以采用CSCT方法，使肾脏持续处于低温环境，减少肾脏温缺血损伤。

（5）动脉保证合适的长度，肾动脉血管吻合口靠外侧部分可作部分削减成月牙形，减少移植肾腹膜外化时血管扭曲的风险。

（6）肾动脉吻合过程中，因为背侧止血较为困难，建议背侧针距较密，减少开放后出血风险。

（7）阴道后穹隆的封闭在整个移植手术完成后进行，注意避免直肠损伤。

（五）术中及术后可能出现的并发症及预防处理措施

1. 术后腹腔感染

建议留置腹腔引流管，每日引流液送培养监测是否存在腹腔内感染，并根据培养结果及患者体征更换抗生素。

2. 术后肠麻痹、肠梗阻

采用冰屑降温或术中加入冰屑的方式可能会因为冰屑直接与肠道接触，引起肠麻痹。建议使用CSCT方法，既保证了肾脏在腹腔内处于低温状态，也不会引起肠梗阻。

（六）术后治疗方案

1. 术后一般监护与管理

（1）采用ERAS方案，术后6 h候开始进食流质饮食，术后第2天要求患者下床活动，促进患者尽早恢复。

（2）监测患者每日尿量，引流量及体重，特别是出现延迟功能恢复的患者。

（3）术后前 3 天每日监测血、肾功能及电解质；根据肾功能恢复情况可酌情减至隔日或一周 2 次。

（4）对于尿量较少患者，建议术后第 1 天进行移植肾超声检查，便于早期发现问题。

（5）严密观察患者生命体征，特别注意有无发热。

2. 免疫抑制方案

（1）诱导方案：活体初次移植患者，如果 PRA 阴性，推荐 IL-2RA 作为诱导治疗；对于 PAR 阳性或二次移植患者，建议使用淋巴细胞清除性抗体作为诱导方案，如 r-ATG、ATG-F。

（2）免疫抑制方案：经典 CNI+MPA+ 激素三联方案。

林　涛　宋涂润

参考文献

［1］Doumerc N, Roumiguié M, Rischmann P, et al. Totally Robotic Approach with Transvaginal Insertion for Kidney Transplantation[J]. Eur Urol, 2015, 68(6): 1103-1104.

［2］Fairchild AT, Tanksley JP, Tenenbaum JD, et al. Interrater Reliability in Toxicity Identification: Limitations of Current Standards. Int J Radiat Oncol Biol Phys[J]. 2020, 107(5):996-1000.

［3］Lee CL, Wu KY, Su H, et al. Robot-assisted natural orifice transluminal endoscopic surgery for hysterectomy[J]. Taiwan J Obstet Gynecol, 2015, 54(6):761-765.

［4］Modi P, Pal B, Kumar S, et al. Laparoscopic Transplantation Following Transvaginal Insertion of the Kidney: Description of Technique and Outcome[J]. Am J Transplant, 2015, 15(7): 1915-1922.

［5］Tyson MD, Humphreys MR. Urological applications of natural orifice transluminal endoscopic surgery (NOTES)[J]. Nat Rev Urol, 2014, 11(6):324-332.

第九章

机器人尸体供肾肾移植

机器人手术系统因其高清三维空间视野、灵活的操作手段，在狭窄的空间里操作不受限制等特点，使机器人肾移植（RAKT）成为可能。最初的 RAKT 并非完全机器人系统操作，2002 年，Hoznek 首次将机器人手术系统应用于肾移植术：手术取左下腹腹膜外切口，未建立封闭气腹，仅使用机器人手术系统游离及吻合血管。直至 2010 年，Giulianotti 等报道了第 1 例纯机器人辅助肾脏移植，手术采用经绕脐切口（7 cm）将移植肾放入腹腔，手术总时间 223 min，失血量 50 ml。后欧洲多中心陆续报道了多例 RAKT 成功案例，使机器人肾移植得以快速发展。2015 年 7 月至 2017 年 5 月欧洲 8 个移植中心报道 120 例 RAKT 病例，中转开放手术 2 例，中位手术时间及血管吻合时间分别为 250 min 和 38 min，相比开放手术，术后血肿、淋巴漏、伤口感染等并发症在 RAKT 均明显降低，并且术后疼痛程度也明显减轻。2015 年，Doumerc 经阴道后壁切口置入供肾的 RAKT，该种术式避免了在患者腹壁上做手术切口，使女性患者的 RAKT 术后切口更加美观。2017 年，Michiels 采用经腹膜外途径的 RAKT，相对于传统的经腹途径 RAKT，该术式降低了术后肠道并发症。

我院于 2019 年 2 月使用完全腹膜外化的方法在国内首次开展公民逝世后器官捐献（deceased donation,DD）RAKT，目前共完成机器人 DD 肾移植近 80 例，手术入路有经腹腔、经腹膜外途径；供肾选择有左侧供肾、右侧供肾；血管吻合有左侧髂血管、右侧髂血管。我中心经验表明机器人 DD 肾移植安全、可行，同时机器人 DD 肾移植可达到与开放手术相同的肾功能恢复效果。

第一节　经腹途径右髂窝机器人 DD 肾移植

一、手术适应证和禁忌证

机器人辅助 DD 肾
移植术（右髂窝）

（一）手术适应证

（1）目前对受体年龄无绝对限制，但以 10 ~ 60 岁的终末期肾病患者较为合适，特别适用于肥胖患者或 BMI $\geqslant$ 30 kg/m^2 的患者。

（2）局灶节段性肾小球硬化症、膜性肾炎、IgA 肾病、膜增生性肾小球肾炎 I 型和 II 型、过敏性紫癜肾小球肾炎、抗肾小球基底膜肾炎等肾小球疾病导致的慢性肾脏病 5 期。

（3）慢性肾盂肾炎、双肾结核等肾脏感染性疾病导致的慢性肾脏病 5 期。

（4）先天性多囊肾、肾髓质囊性变、遗传性肾病等遗传性疾病导致的慢性肾脏病 5 期。

（5）糖尿病肾病等代谢性疾病、草酸血症性肾病、胱氨酸病、肾淀粉样变、尿酸性肾病导致的慢性肾脏病 5 期。

（6）双肾多发性结石、先天性后尿道瓣膜、神经源性膀胱等梗阻性尿路疾病导致的慢性肾脏病 5 期。

（7）中毒性肾病、马兜铃酸肾病导致的慢性肾脏病 5 期。

（8）系统性红斑狼疮、多动脉炎肾损害、进行性系统硬化病等系统性疾病导致的慢性肾脏病 5 期。

（9）肾胚胎瘤、肾细胞癌、肾髓质瘤等肿瘤导致的慢性肾脏病 5 期。

（10）先天性肾发育不良、马蹄肾等先天性畸形和双侧肾皮质坏死、急性肾小管坏死、孤立肾外伤等急性不可逆性肾衰竭导致的慢性肾脏病 5 期。

（二）手术禁忌证

（1）绝对禁忌证：全身散在恶性肿瘤，进行性代谢性疾病，活动性结核，活动性肝炎，活动性艾滋病，凝血机制障碍，近期心肌梗死，脑卒中、脑梗死，预计寿命 < 5 年，精神病，顽固性心力衰竭，慢性呼吸功能衰竭，进行性肝脏疾病。

（2）相对禁忌证年龄偏大或偏小，脂蛋白肾小球病，严重淀粉样变，镰状细胞病，周围血管病，癌前期病变，精神发育迟缓，难控制糖尿病，复发或难控制尿路感染。

二、术前准备及手术室准备

（一）受者准备

询问病史及体格检查，必要的实验室检查和辅助检查。术前谈话，包括麻醉和手术风险，术后可能出现的并发症，终身服药及长期随访的监测工作，手术费用等。

术前准备，包括心理咨询，常规的手术前准备，备好免疫抑制剂。

（二）手术室准备

1. 工作台器械

精细血管镊、精细手术剪、精细持针器、精细止血钳（蚊式钳）、5-0 和 6-0 Proline 血管缝线、1-0 丝线、灌注液、输液器（图 9-1-1、图 9-1-2）。

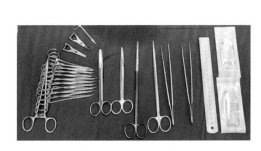
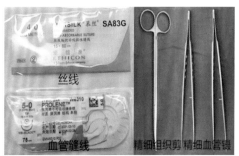

图 9-1-1　工作台器械　　　　　　图 9-1-2　工作台主要器械

2. 机器人肾移植器械准备

抓钳、双极电凝钳、电剪、金刚砂、持针器、吸引器、Gore-Tex CV-6 血管缝线（图 9-1-3、图 9-1-4）等。手术器械准备见第二章第二节。

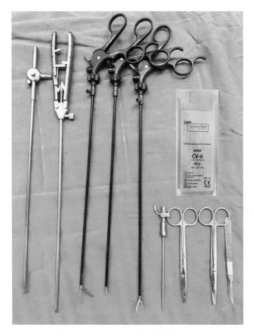

图 9-1-3　常规器械

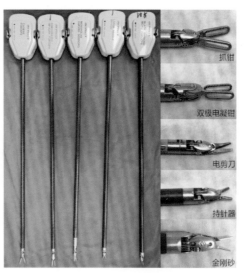

图 9-1-4　机器人专用器械

抓钳

双极电凝钳

电剪刀

持针器

金刚砂

（三）供肾工作台手术

供肾的修整：将切取的肾脏置入 0 ～ 4℃冰水中，低温肾保液持续肾脏灌注，直至肾脏变白。修整肾动脉、肾静脉、输尿管及肾窦脂肪。

测量肾脏长、宽、厚三个径线，测量肾动、静脉的管径及长度并记录（图 9-1-5）。自制肾袋，在肾袋上用不同缝线标记上方和腹壁方向，将供肾置入自制肾袋，用血管缝线在供肾动、静脉上缝线圈标记方向（图 9-1-6），供肾置入 0 ～ 4℃冰水中备用。

自制单孔平台作为供肾置入通道（图 9-1-7）。

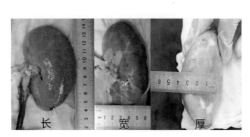

图 9-1-5　测量供肾的长、宽、厚径线

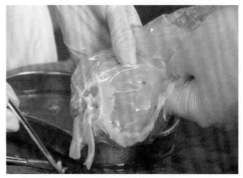

图 9-1-6　供肾入肾袋并保持 0 ～ 4℃

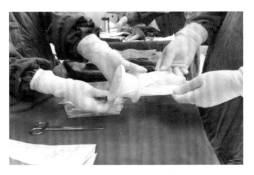

图 9-1-7 自制单孔平台

三、手术步骤

（一）麻醉

采用全麻气管插管。

（二）体位

患者取平卧位，两腿分开，留置尿管；建立好 Trocar 和置肾通道后改为平卧位头低脚高 30° ～ 45°（图 9-1-8）。

（三）手术步骤

1. 建立气腹，设计穿刺 Trocar 和置肾通道

腹部置入 6 个 Trocar，气腹压力 1.729 kPa（13 mmHg），流速 15 L/min，C 为镜头 Trocar，R1、R2、R3 分别为 1、2、3 号机械臂 8 mm Trocar，A1、A2 为两个 12 mm 辅助 Trocar；C 位于脐上方 2 cm 处，A1、R1 位于左、右侧腹直肌外侧缘，R1 平脐，A1 与 C 平行，R3 位于右侧腋前线处，与 C 平行或向上 1 ～ 2 cm，R2 位于左侧髂前上棘内侧 2 横指，A2 位于 R2 上方 4 ～ 6 cm。于下腹部正中 5 ～ 7 cm 切口置入自制单孔平台（图 9-1-9）。对接机械臂（图 9-1-10、图 9-1-11），分离时 1 号机械臂为单极电剪（monopolar curved scissors），2 号机械臂为双极抓钳（Maryland Bipolar Forceps），3 号机械臂为抓钳（cadiere forceps），缝合血管时 1 号臂使用持针器（large needle driver），2 号臂使用金刚砂精细组织钳（black diamond micro forceps）。

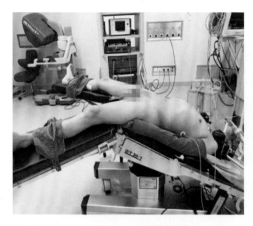

图 9-1-8　平卧位，头低脚高 30° ~ 45°

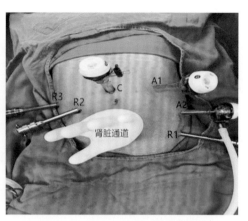

图 9-1-9　Trocar 和置肾通道位置

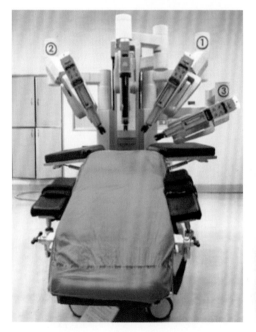

图 9-1-10　机器人床旁车定泊

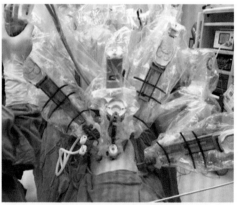

图 9-1-11　对接机械臂

2. 建立肾巢

沿右侧腹壁切开腹膜，上至回盲部上方，下至膀胱上方越过耻骨联合中线，建立肾巢（图 9-1-12）。

3. 游离髂外动、静脉

在腹膜外游离髂外动、静脉，记录长度，一般为 5 ~ 7 cm 即可（图 9-1-13）。

4. 置入供肾

通过自制单孔平台置入常温大纱垫，主要目的为隔绝肠管与低温肾袋直接接触

（图 9-1-14）；将装有供肾的自制肾袋置入腹腔并正确安放在常温大纱垫上，注意肾袋上的标记和肾脏动、静脉的标记。

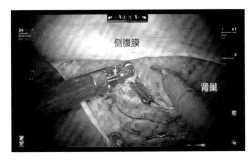

图 9-1-12 建立肾巢

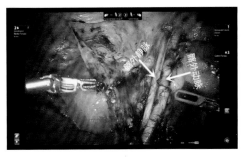

图 9-1-13 游离髂外血管

5. 血管吻合

阻断髂外静脉，根据肾静脉的长度、管径选择合适的位置剪开髂外静脉，肝素盐水冲洗髂外静脉直至静脉管壁变白，用 Gore-Tex CV-6 血管缝线，采用连续缝合的方式进行移植肾静脉与髂外静脉的端侧吻合；用血管阻断钳阻断移植肾静脉，移除髂外静脉阻断钳，试漏，如有漏血，予 5-0 Proline 血管缝线补针。静脉吻合完成后，观察肾袋内冰屑是否充足，若不足，及时添加。同样的方法进行移植肾动脉与髂外动脉的吻合（图 9-1-15、图 9-1-16）。

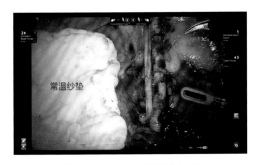

图 9-1-14 置入常温大纱垫

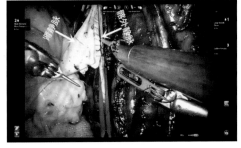

图 9-1-15 移植肾静脉与髂外静脉的吻合

6. 开放肾动、静脉

依次开放移植肾静脉、动脉，观察肾脏血供情况，检查肾门、血管吻合口和肾脏表面有无活动性出血，仔细止血。热盐水冲洗肾脏表面，复温（图 9-1-17）。

7. 摆放移植肾

将移植肾摆放至肾巢内，观察移植肾色泽、质地是否良好，确保血管无扭曲、吻合口无渗血。

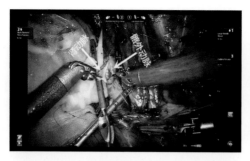
图 9-1-16　移植肾动脉与髂外动脉的吻合

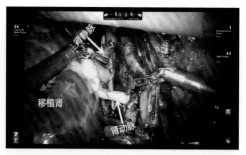
图 9-1-17　开放肾动、静脉

8.移植肾输尿管膀胱吻合

充盈膀胱，选膀胱右侧顶后壁切开 1 ～ 2 cm 小口，吸尽膀胱灌注液，裁剪输尿管，留置移植肾输尿管支架管，4-0 的可吸收线连续缝合输尿管黏膜与膀胱黏膜，3-0 可吸收线缝合吻合口上方的膀胱肌层，防止术后吻合口漏尿（图 9-1-18）。

9.移植肾腹膜外化

用 0 号可吸收线关闭侧腹膜，使移植肾完全腹膜外化（图 9-1-19）；留置腹腔引流管，以便术后监测病情。

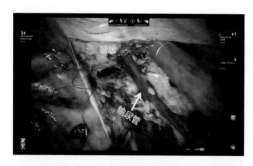
图 9-1-18　输尿管与膀胱吻合

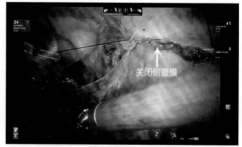
图 9-1-19　移植肾腹膜外化

四、术中关注点和手术技巧

（1）工作台手术时，肾脏的修整尤其重要。肾门脂肪的结扎，肾动、静脉的重建，血管的方向标记等均在工作台手术时完成。

（2）肾巢的大小可根据供肾体积和受者体型调整，过大或过小均不利于肾脏的摆放。

（3）术前充分了解髂血管情况，如发现髂外静脉狭窄、闭锁，髂外动脉严重粥样硬化等情况，可选择左侧髂血管吻合。

（4）髂外静脉阻断。先远心端，后近心端；髂外动脉阻断：先近心端，后远心端；开放血管时：髂外静脉先开放近心端，髂外动脉先开放远心端，观察无出血后，再开放另一端。

（5）髂外动脉开孔过小易导致术后吻合口狭窄，保留血管袢有助于预防吻合口狭窄。

（6）吻合血管前需仔细检查供肾摆放是否正确，血管有无旋转、扭曲。

（7）右髂窝肾移植时，动、静脉的吻合口应在髂外动、静脉的1点钟方向，避免移植肾腹膜外化后血管扭曲。

（8）血管开放前移植肾的持续冷藏非常重要，使用肾袋内加入冰泥来制造局部低温环境的方法，使吻合过程中移植肾持续处于低温保护下，来提高术后移植肾功能恢复。

（9）血管吻合术是手术中最困难的步骤，进行血管吻合时，需使用无创血管钳，避免血管壁损伤导致血管狭窄和血栓形成；建议使用6-0 Gore-Tex缝合线，该缝线由膨化材料制成，韧度大，可弥补机械臂无力反馈的缺点，且拉紧后针孔不易渗血，增加了血管吻合的安全性，可明显缩短血管吻合时间。

（10）移植肾血管吻合时，尽量保持针距一致，减少漏血后的修补。

五、术中可能出现的并发症及预防处理措施

（一）术后继发出血

缝合时使用Gore-Tex血管缝线，Gore-Tex血管缝线强度高不易断裂，针眼渗血少。缝合时针距一致，可有效地防止吻合口出血；因终末期肾病患者凝血功能差，容易出现肾窦、肾脏表面渗血，术后需及时补充凝血因子，动态观察引流液和血红蛋白的变化。

（二）术后尿漏

分层缝合，输尿管黏膜与膀胱黏膜4-0可吸收线连续缝合，再行肌层间断缝合，术中常规留置输尿管支架管，可预防因吻合不当导致的尿漏；修肾时保护好输尿管血供，防止因输尿管缺血坏死导致的尿漏。

（三）术后发生肠缺血、肠麻痹、肠梗阻

机器人肾移植手术，在血管开放前，置入盆腔的移植肾需持续冷藏，而持续冷藏可能导致盆腔温度降低，导致肠缺血、肠麻痹、肠梗阻。将移植肾装入自制肾袋内，再将装有移植肾的肾袋放置于提前置入盆腔的常温纱布垫上，有效地防止冰屑与盆腔脏器的直接接触，保证了受体的盆腔温度，可减少术后发生肠缺血、肠麻痹、肠梗阻的发生。

（四）淋巴管瘘、淋巴囊肿

机器人 DD 肾移植术后容易出现淋巴管瘘、淋巴囊肿等并发症。开放手术时，髂外血管游离采用边游离边结扎方式，对髂血管周围滋养血管及淋巴管闭合较好，而机器人手术采用电剪快速切割后双极电凝止血，对淋巴管的闭合能力有限，这可能导致机器人 DD 肾移植术后出现淋巴管瘘、淋巴囊肿并发症。建议游离髂外动静脉时采用边切割边电凝的方法，可凝断端组织予 Hem-o-lock 结扎。多数淋巴管瘘可通过保守的方法解决；若形成淋巴囊肿，需切开或穿刺引流。

六、术后治疗方案

（一）术后一般监护与管理

（1）肾移植术后 7 ~ 10 天内采取保护性隔离措施，禁止或限制探视，接触移植患者前后应清洗并消毒双手，进入监护区应戴鞋套、口罩、帽子，保持隔离区通风，室内定期消毒。

（2）术后给予特级护理，严密监测体温、脉搏、血压、呼吸等生命体征；维持水、电解质、酸碱平衡。

（3）肾移植后受者经常出现多尿期，也可能出现少尿甚至无尿，个体差异大。需严格记录每小时出入量，每日晨起时测量体重，以指导液体及免疫抑制药物用量。

（4）术后 1 周内每日监测血常规、肝肾功能及电解质，肾功能恢复后可酌情减至隔日或一周 2 次；一般情况肾移植术后 3 天内每日进行移植肾超声检查，便于早期发现问题、尽早处理。

（5）严密观察有无精神、神经症状；注意胃肠道功能恢复情况，防止消化道

并发症。

（二）免疫抑制方案

1.诱导方案

所有机器人DD肾移植受者均需接受诱导治疗以预防排斥反应；推荐将IL-2RA作为诱导治疗一线用药，对排斥风险较高患者，建议使用淋巴细胞清除性抗体，如r-ATG、ATG-F。

2.免疫抑制初始方案

建议肾移植术前或术后使用他克莫司或环孢素（CsA）作为CNI用药方案；建议将MPA类药物作为抗增殖类一线用药；如使用西罗莫司，建议在移植肾功能完全恢复，手术切口愈合之后使用。肾移植术前巨细胞病毒感染高危受者，建议选择咪唑立宾作为抗增殖类二线用药。

3.长期维持方案

如未发生急性排斥反应，建议移植术后2～4个月采用低剂量的免疫抑制维持方案。如无特殊情况，不建议停用CNI，出现MPA类药物相关的腹泻、腹胀等消化道症状、骨髓抑制或丙型肝炎病毒复制活跃、CMV、BK病毒感染等情况时，推荐减量或停用MPA类药物或转换应用二线抗增殖类药物，如咪唑立宾。

孙　洵　崔建春

第二节　经腹途径左髂窝机器人DD肾移植

机器人辅助DD肾移植术（左髂窝）

一、概述

机器人肾移植（RAKT）技术的关键是血管的吻合，因髂外动静脉位置较固定，变异甚少，且一般管径较粗，肾移植时优先选择肾血管与髂外动静脉做端侧吻合。目前RAKT通常将移植肾放置于右髂窝，因为右侧髂血管位置较浅，血管走形相对平直，血管游离及吻合相对容易。如遇特殊情况不适合行右髂窝肾移植，可选择肾血管与左侧髂外动静脉端侧吻合，即左髂窝肾移植。

左髂窝机器人DD肾移植的特殊适应证有：右侧髂血管存在闭锁、狭窄、血流不畅、严重动脉硬化、血管炎等血管病变者；有右髂窝手术史患者，如右髂窝肾移植后移植肾失功行二次移植者。

二、左髂窝机器人 DD 肾移植与右髂窝机器人 DD 肾移植主要差异

（一）Trocar 设计

C 为镜头 Trocar，R1、R2、R3 分别为 1、2、3 号机械臂 8 mm Trocar，A1、A2 为两个 12 mm 辅助 Trocar；C 位于脐上方 2 cm 处，R2、A1 位于左、右侧腹直肌外侧缘、距 C 位置 6 ~ 8 cm 处，A1 与 C 平行，R3 位于左侧腋前线处，在 C 平行或向上 1 ~ 2 cm，R1 位于右侧髂前上棘内侧 2 cm，A2 位于 R1 上方 4 ~ 6 cm（图 9-2-1）。若腹部空间足够，R1 位置应尽可能靠近头侧一些，以免缝合时器械挤压移植肾（图 9-2-2）。

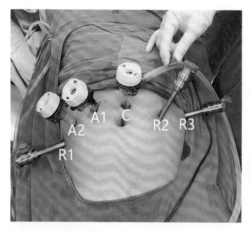

图 9-2-1　左髂窝机器人 DD 肾移植 Trocar 设计

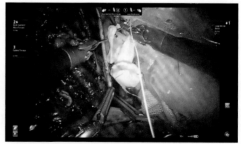

图 9-2-2　体内各机械臂位置

（二）髂血管解剖差异

左侧髂外血管位置相对较深，髂外静脉几乎位于髂外动脉正后方（图 9-2-3），静脉吻合前，可通过缝合、牵拉髂外动脉周围结缔组织，使其远离髂外静脉，以便操作（图 9-2-4）。

（三）髂血管开孔位置

建议髂外动静脉开孔于血管腔 11 点钟位置（图 9-2-5、图 9-2-6），以便移植肾

翻转至左髂窝后动静脉吻合口处走行顺畅。

（四）灵活运用

对于熟练的机器人肾移植术者，左、右髂窝机器人肾移植难度相近，并无本质差异，可根据具体病例灵活选用。

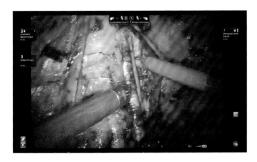

图 9-2-3　左侧髂血管

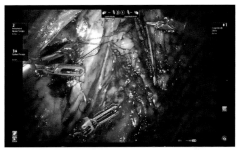

图 9-2-4　缝线牵拉髂外动脉，充分暴露髂外静脉

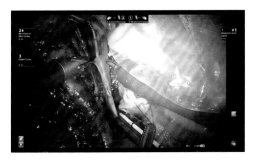

图 9-2-5　髂外静脉开孔

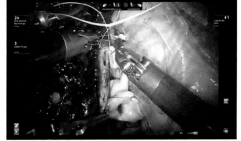

图 9-2-6　髂外动脉开孔

第三节　经腹膜外途径机器人 DD 肾移植

一、概述

机器人辅助腹膜外途径被大量用于前列腺、膀胱、疝气等手术，妇科、产科手术也经常采用腹膜外入路。在机器人辅助经腹腔肾移植术日趋成熟的基础上，RAKT 有了新的尝试。受大量成熟腹腔镜腹膜外手术启发，几家医学中心已尝试了机器人辅助经腹膜外肾移植术，认为该技术是可行的，且具有可重复性。与经腹腔途径机器人肾移植相比，经腹膜外途径与传统开放肾移植更为接近，血管显露更直

接,手术不受腹腔脏器干扰,术后移植肾位置较固定,理论上可有效减少术后肠麻痹、肠梗阻、切口疝、移植肾血管扭转等风险。

2014 年中国台湾大学附属医院 Hong-Shiee Lai 团队报道了 10 例无气腹腹膜外机器人肾移植术(图 9-3-1 至图 9-3-3),该手术未常规建立气腹,而是通过机械臂抬高腹壁建立空间,置肾切口长度在 7 ~ 9 cm,沿传统肾移植的切口线放置。选择传统肾移植切口线的主要目的为:如术中需转为开腹手术,只需将该切口扩大即可。该方法切口小,具有腹膜外途径肾移植的诸多优势,缺陷在于腹膜外空间相对狭小,对肥胖患者不宜采用。

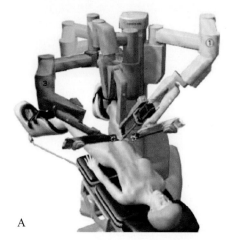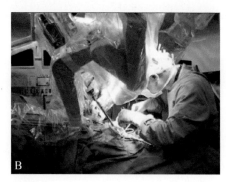

图 9-3-1　机器人肾移植手术(一)

A. 体位及机器人手术系统的摆放;B. 机械臂、内窥镜、手术助手

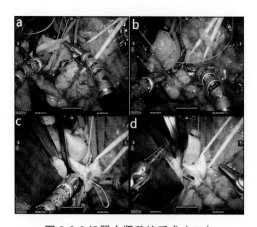

图 9-3-2 机器人肾移植手术(二)

a. 静脉吻合;b. 完全静脉吻合;c. 动脉吻合;d. 完成动脉和静脉吻合

机器人辅助的
DD 肾移植术
(腹膜外)

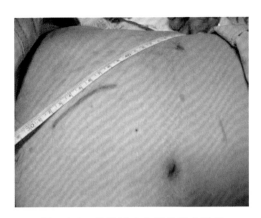

图 9-3-3　移植后 6 个月的手术瘢痕

［图 9-3-1 至图 9-3-3 引自 Tsai Meng-Kun,Lee Chih-Yuan,Yang Ching-Yao,et al.Robot-assisted renal transplantation in the retroperitoneum[J]. Transpl In. 2014,27(5): 452-7.doi:10.1111/tri.12279.］

2017 年法国波尔多大学附属医院的 Clement Michiels 等首次报道了达・芬奇机器人完全腹膜外肾移植手术（图 9-3-4 至图 9-3-7），手术切口 6 cm，手术顺利完成，术后移植肾功能恢复良好。

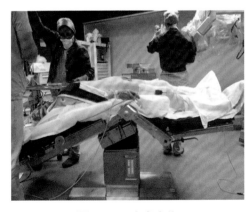

图 9-3-4　患者定位

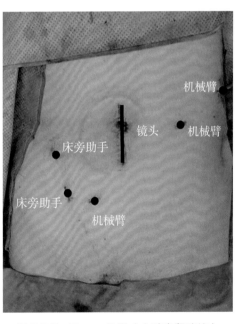

图 9-3-5　Trocar 位置（左髂窝肾移植）

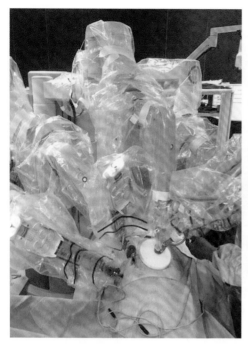

图 9-3-6　机器人对接

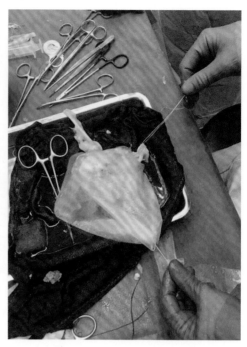

图 9-3-7　装有供肾的冷却袋

［图 9-3-4 至图 9-3-7 引自 Michiels Clement,Rouffilange Jean,Comat Vincent,et al.Total Preperitoneal Robot-Assisted Kidney Transplantation[J]. J endourol Case Rep. 2017, 3(1): 169-172.doi:10.1089/cren.2017.0098.］

目前经腹膜外途径机器人 DD 肾移植相关报道尚少，各中心具体技术路线不尽相同。在近 2 年内，笔者中心共尝试行腹膜外途径机器人 DD 肾移植 10 余例，手术均顺利完成，技术路线总结如下，希望能有助于此项技术的推广。

二、手术适应证和禁忌证

（一）手术适应证

与第九章第二节中经腹途径机器人 DD 肾移植相同。

（二）手术禁忌证

除第九章第二节经腹途径机器人 DD 肾移植手术禁忌证外，还包括：①肥胖患者，腹膜外空间狭小，不宜选择腹膜外途径；②体型瘦小者，腹膜较薄，容易破损，术中容易出现皮下气肿，尤其是供肾体积过大而受体过瘦者，不宜选择腹膜外入路；③因局部粘连导致手术空间的建立和操作困难者，如双侧腹股沟疝疝片修补术的患者，但对于无疝片修补和单侧腹股沟疝修补而言，修补术并不会明显增加手术难度；存在 CO_2 蓄积风险（如慢性阻塞性肺疾病、心肺疾病）患者。

三、术前准备及手术室准备

同经腹途径机器人 DD 肾移植。

四、手术步骤

（一）麻醉

采用全麻气管插管。

（二）腹膜外间隙的建立

患者取平卧位，两腿分开，双手固定于躯干两侧；在脐与耻骨联合中点做一个 6 ~ 8 cm 下腹正中切口，切开真皮层后，改用电刀切开腹直肌前鞘显露腹直肌，血管钳钝性分开腹直肌，显露腹直肌后鞘并剪开，用示指于腹直肌后方钝性扩张腹直肌后间隙，两侧用自制气囊进一步充分扩张，为下一步手术提供充分的空间。在示指引导下于脐下缘置入 12 mm 镜头 Trocar C，于左、右侧腹直肌外侧缘、平脐水平置入 12 mm、8 mm Trocar，作为辅助 Trocar（A）及 1 号机械臂 Trocar（R1）。

（三）体位、Trocar 摆放

取平卧位，两腿分开，头低脚高 15° ~ 30°，将自制简易单孔平台置入下腹切口，连通气腹机，压力 12 ~ 14 mmHg，建立腹膜外操作空间，直视下置入机械臂 Trocar R2，R2 位于左侧髂前上棘内侧 2 cm。对接机械臂，1 号机械臂为单极电剪，2 号机械臂为双极抓钳。

（四）辨别解剖标志

进入耻骨后腹膜外间隙（图 9-3-9），使耻骨充分显露并将其作为解剖标志，显露髂血管床（图 9-3-10）。进一步扩大右侧腹膜外间隙（图 9-3-11），置入机械臂 Trocar R3（图 9-3-12），3 号机械臂为抓钳，位于右侧腋前线处，与 R1 平行或向下 1 ~ 2 cm。

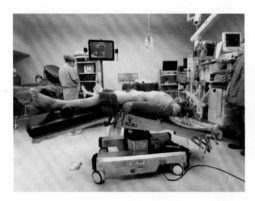
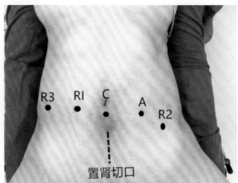

图 9-3-8　患者体位、Trocar、置肾切口

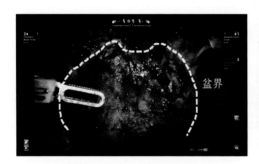

图 9-3-9　耻骨后腹膜外间隙

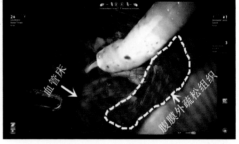

图 9-3-10　辨识解剖标志

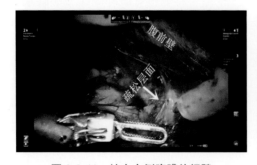

图 9-3-11　扩大右侧腹膜外间隙

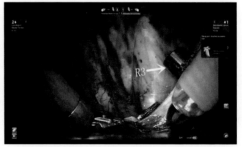

图 9-3-12　置入机械臂 Trocar R3

（五）在腹膜外游离髂外动、静脉，记录长度

腹膜外途径下髂外动脉较为表浅，血管搏动明显且表层脂肪较薄，极易辨认

（图 9-3-13）；清除血管床表面脂肪，打开血管周围结缔组织即可显露髂外动脉；打开其内下方的脂肪层即可显露髂外静脉（图 9-3-14）；然后沿着血管走向，逐步扩大，使血管从其周围的结缔组织中分离出来（图 9-3-15）。游离时尽量避免直接钳夹血管，以免造成血管的不同程度损伤，导致血管痉挛、狭窄、血栓等并发症。血管游离长度一般为 5 ~ 7 cm 即可（图 9-3-16），游离时注意髂外静脉属支，避免误伤导致出血。

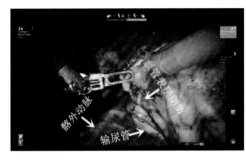

图 9-3-13　血管床

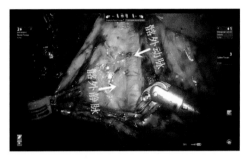

图 9-3-14　打开血管鞘

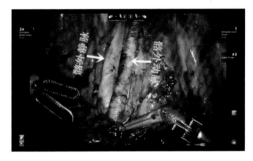

图 9-3-15　充分显露髂外动、静脉

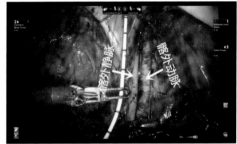

图 9-3-16　记录髂外动、静脉长度

（六）通过自制单孔平台置入常温大纱垫及供肾

通过自制单孔平台将常温大纱垫置入（图 9-3-17），主要目的是避免冰冷的肾袋与脏器直接接触；调整纱垫位置，将装有供肾的自制肾袋置入腹腔，并正确安放在常温大纱垫上（图 9-3-18），供肾置入前建议在肾袋内加入少量冰屑，供肾置入后注意检查肾袋上的标记和肾脏动、静脉的标记是否正确，确保供肾方位正确后继续加冰屑，保证血管吻合时供肾持续处于 0 ~ 4℃低温环境下。

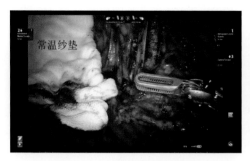
图 9-3-17 置入常温大纱垫

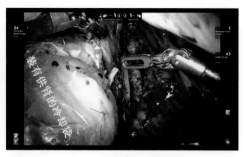
图 9-3-18 置入供肾

（七）血管吻合

依次阻断髂外静脉的远心端、近心端（图 9-3-19），根据移植肾肾静脉的长度、管径选择合适的位置剪开髂外静脉（图 9-3-20），肝素盐水冲洗髂外静脉直至管腔变白。2 号机械臂更换为机器人专用金刚砂涂层精细组织钳，1 号机械臂更换为机器人专用持针器，用血管缝线，采用连续缝合的方式进行移植肾静脉与髂外静脉的端侧吻合（图 9-3-21）。吻合时注意保持针距均匀，可缝合 2 ~ 3 针收线一次；血管吻合一半时收紧线，打结，保证已吻合部分不松动；吻合完成前予肝素盐水冲洗血管。吻合完成后用血管阻断钳阻断移植肾静脉（图 9-3-22），移除髂外静脉阻断钳，试漏，如有漏血，予 6-0 Proline 血管缝线补针。同样的方法进行移植肾动脉与髂外动脉的吻合（图 9-3-23 至图 9-3-25）。如遇供肾动脉或受体髂外动脉粥样硬化，分层时，可去除粥样斑块或裁剪血管后缝合，确保动脉壁全层缝合，以免漏血及术后动脉夹层形成。

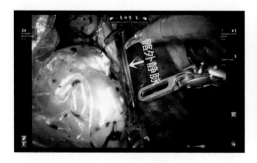
图 9-3-19 阻断髂外静脉

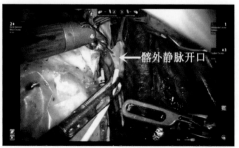
图 9-3-20 髂外静脉开口

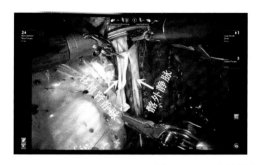
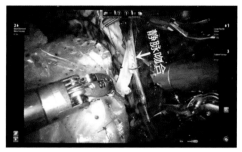

图 9-3-21　移植肾静脉与髂外静脉吻合

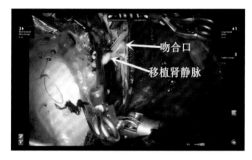

图 9-3-22　阻断移植肾静脉

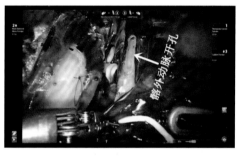

图 9-3-23　阻断髂外动脉，动脉开孔

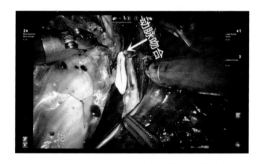

图 9-3-24　移植肾动脉与髂外动脉吻合

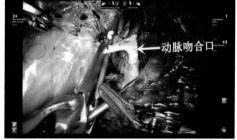

图 9-3-25　阻断移植肾动脉

（八）开放肾动、静脉

依次开放移植肾静脉、肾动脉（图 9-3-26），观察肾脏血供情况，检查肾门、血管吻合口和肾脏表面有无活动性出血，仔细止血。热盐水冲洗肾脏表面，复温。

（九）将移植肾摆放至右髂窝

血管吻合完成后，借助纱垫将移植肾翻转、摆放至右髂窝内（图 9-3-27），观

183

察移植肾色泽、质地是否良好，确保血管无扭曲、吻合口无渗血。

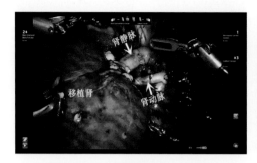

图 9-3-26　开放移植肾动、静脉

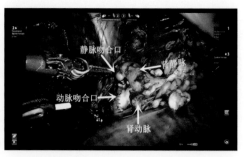

图 9-3-27　移植肾摆放至右髂窝

（十）输尿管与膀胱吻合

同经腹途径机器人 DD 肾移植（图 9-3-28 至图 9-3-33）。

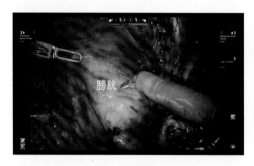

图 9-3-28　清除膀胱表面脂肪

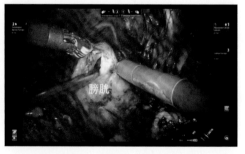

图 9-3-29　膀胱右侧顶后壁开口

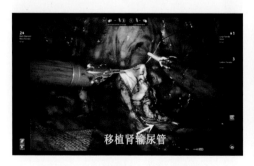

图 9-3-30　输尿管、膀胱黏膜吻合

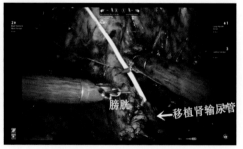

图 9-3-31　留置输尿管支架

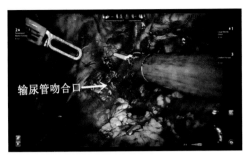

图 9-3-32　输尿管、膀胱黏膜吻合完成

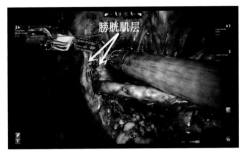

图 9-3-33　缝合膀胱肌层，建立抗反流隧道

五、术中关注点和手术技巧

（1）腹膜外途径手术空间相对狭小，解剖标志辨识度不高，需术者熟悉解剖，仔细操作，如果腹膜破损，气体进入腹腔，操作空间将进一步缩小，增加手术难度。

（2）建立腹膜外间隙的要点：①打开腹直肌前鞘时宜稍微偏离正中线，因正中线处腹壁较薄且难以找寻腹直肌，可能导致腹膜破损误入腹腔。②示指钝性扩张前应通知麻醉师保持良好肌肉松弛。③扩张时示指应紧贴腹直肌后表面及其对应的疏松层面，向尾端及两侧面渐行推进，动作应轻柔，以防腹膜破损进入腹腔。扩张中，注意指端的触感，尽量将腹膜外脂肪层完整保留并压向背侧，最大限度减少脂肪层出血，保证进镜后视野的清晰。④自制气囊容量应足够（1000 ml 以上），因该间隙潜在空间较大，容量过小难以起到充分的扩张效果。对于特别肥胖或高大的患者，应该进一步将气囊移动位置，以正中线为界，分别扩张左右两侧的间隙，使腹膜充分后退，避免置入 Trocar 时误入腹腔。

（3）工作台手术时，肾脏的修整尤其重要。肾门脂肪的结扎，肾动、静脉的重建，肾袋和血管的方向标记等均应在工作台手术时完成。

（4）血管开放前移植肾的持续冷藏非常重要，使用肾袋内加入冰屑制造局部低温环境的方法，使吻合过程中移植肾持续处于低温环境，保证术后移植肾功能恢复。

（5）右髂窝肾移植时，动、静脉的吻合口应在髂外动、静脉的 1 点钟方向；左髂窝肾移植时，动、静脉的吻合口应在髂外动、静脉的 11 点钟方向，避免移植肾移入肾巢后血管扭曲。

（6）血管吻合术是手术中最困难的步骤，进行血管吻合时，保持针距一致，使用无创血管钳，避免血管壁损伤导致血管狭窄和血栓形成；建议使用 6-0 Gore-tex 缝合线，该缝线由膨化材料制成，韧度大，且拉紧后针孔不易渗血，增加了血管吻合的安全性，同时可缩短血管吻合时间。

六、术中可能出现的并发症及预防处理措施

（一）术后继发出血

缝合时使用 Gore-Tex 血管缝线，Gore-Tex 血管缝线强度高不易断裂，针眼渗血少。缝合时针距一致，可有效地防止吻合口出血；因终末期肾病患者凝血功能差，容易出现肾窦、肾脏表面渗血，术后需及时补充凝血因子，动态观察引流液和血红蛋白变化。

（二）术后尿漏

输尿管吻合时，先予 4-0 可吸收线吻合输尿管黏膜与膀胱黏膜，再行肌层间断缝合；术中常规留置输尿管支架管，可预防因吻合不当导致的尿漏；取肾、修肾时保护好输尿管血供，防止因输尿管缺血坏死导致的尿漏。

（三）淋巴管瘘、淋巴囊肿

开放手术时，血管游离采用边游离边结扎方式，对髂血管周围滋养血管及淋巴管闭合较好，而机器人手术采用电剪快速切割后双极电凝止血，对淋巴管的闭合能力有限，这可能导致机器人肾移植术后容易出现淋巴管瘘、淋巴囊肿并发症。建议游离髂外动静脉时采用边切割边电凝的方法，可疑断端予 Hem-o-Lock 结扎。多数淋巴管瘘可通过保守的方法解决；若形成淋巴囊肿，需切开或穿刺引流。

七、术后治疗方案

1. 术后一般监护与管理

（1）肾移植术后 7 ~ 10 d 内采取保护性隔离措施，禁止或限制探视，接触移植患者前后应清洗并消毒双手，进入监护区应戴鞋套、口罩、帽子，保持隔离区通风，室内定期消毒。

（2）术后给予特级护理，严密监测体温、脉搏、血压、呼吸等生命体征；维持水、电解质、酸碱平衡。

（3）肾移植术后受者经常出现多尿期，也可能出现少尿甚至无尿，个体差异大。需严格记录每小时出入量，每日晨起时测量体重，以指导液体及免疫抑制剂用量。

（4）术后1周内每日监测血常规、肝肾功能及电解质，肾功能恢复后可酌情减至隔日或一周2次；一般情况肾移植术后3 d内每日进行移植肾超声检查，便于早期发现问题、尽早处理。

（5）严密观察有无精神、神经症状；注意胃肠道功能恢复情况，防止消化道并发症。

（6）为避免术后移植肾移位，早期下床活动时建议予腹带束缚腹部，术后超声检查重点关注移植肾血管及血流情况。

2. 免疫抑制方案

（1）诱导方案：所有机器人DD肾移植受者均需接受诱导治疗以预防排斥反应；推荐将IL-2RA作为诱导治疗一线用药，对排斥风险较高患者，建议使用淋巴细胞清除性抗体，如r-ATG、ATG-F。

（2）免疫抑制初始方案：肾移植术前或术后使用他克莫司或环孢素（CsA）作为CNI用药方案；将MPA类药物作为抗增殖类一线用药；如使用西罗莫司，在移植肾功能完全恢复，手术切口愈合之后使用。肾移植术前巨细胞病毒感染高危受者，建议选择咪唑立宾作为抗增殖类二线用药。

（3）长期维持方案：如未发生急性排斥反应，建议移植术后2～4个月采用低剂量的免疫抑制维持方案。如无特殊情况，不建议停用CNI，出现MPA类药物相关的腹泻、腹胀等消化道症状、骨髓抑制或丙型肝炎病毒复制活跃、CMV、BK病毒感染等情况时，推荐减量或停用MPA类药物或转换应用二线抗增殖类药物，如咪唑立宾。

孙　洵　崔建春

参考文献

［1］陈实，刘永锋，郑树森. 器官移植学（研究生）[M]. 北京：人民卫生出版社，2014：182-193.

［2］朱有华，曾力.肾移植 [M].北京：人民卫生出版社，2017：236-237.

［3］朱有华，石炳毅.肾脏移植手册 [M].北京：人民卫生出版社，2020：449-452.

［4］Adiyat K T, Vinod K K, Vishnu R, et al. Robotic-assisted renal transplantation with total extraperitonealization of the graft: experience of 34 cases[J].J Robo Surg, 2018, 12(3): 535-540.

［5］Boggi U, Vistoli F, Signori S, et al. Robotic renal transplantation: first European case[J]. Transpl Int, 2011, 24(2):213-218.

［6］Bruyère F,Pradère B, Faivre d'Arcier B, et al. Robot-assisted renal transplantation using the retroperitoneal approach (RART) with more than one year follow up: Description of the technique and results[J]. Pro Urol, 2018, 28(1): 48-54.

［7］Doumerc N, Roumiguié M, Mathieu, Rischmann P, et al. Totally Robotic Approach with Transvaginal Insertion for Kidney Transplantation[J]. Eur Urol, 2015, 68(6):S0302283815006715.

［8］Giulianotti P, Gorodner V, Sbrana F, et al. Robotic transabdominal kidney transplantation in a morbidly obese patient[J]. Am J Transplant, 2010, 10(6):1478-1482.

［9］Hoznek A, Zaki SK, Samadi DB, et al. Robotic assisted kidney transplantation: an initial experience[J]. J Urol, 2002, 167(4):1604-1606.

［10］Michiels C, Rouffilange J, Comat V, et al. Total Preperitoneal Robot-Assisted Kidney Transplantation[J]. J Endourol Case Rep, 2017, 3(1):169-172.

［11］Michiels C, Rouffilange J, Comat V, et al. Total Preperitoneal Robot-Assisted Kidney Transplantation[J]. J Endourol Case Rep, 2017, 3(1): 169-172.

［12］Segev DL,Muzaale AD,Caffo BS,et al.Perioperative mortality and longtermsurvival following live kidney donation[J]. JAMA, 2010, 303: 959-966.

［13］Tsai MK, Lee CY, Yang CY, et al. Robot-assisted renal transplantation in the retroperitoneum[J]. Transpl Int, 2014, 27(5): 452-457.

第十章

机器人肾移植的护理

肾移植是终末期肾病的最佳治疗方法，从传统开放肾移植到腔镜肾移植再到机器人辅助腔镜肾移植，不仅需要外科医生精湛的手术技术，也需要移植护士的精细化的围术期管理。

第一节　机器人肾移植术前护理

一、心理护理

尿毒症患者病程长、思想负担重、生活质量低、影响个人的工作学习和日常生活，患者对治疗疾病有迫切的要求。因此，做好精神及心理护理，对治疗疾病有重要作用。护理人员应主动、热情地向他们介绍病房环境、住院须知和如何适应病房生活，耐心解答患者及家属提出的问题，尽量给予照顾，减少他们的焦虑和陌生感。术前应积极告知注意事项、与患者及家属悉心沟通，可有效减轻患者对手术的恐惧，提高接受手术的信心。护理人员详细讲解机器人辅助腹腔镜术后疼痛小，术口感染风险少等微创优势，如肾移植模型讲解，发放宣传小手册等，详细讲解本科室肾移植成功病例，通过对受者的心理疏导，解除其思想顾虑，保持相对轻松的心情和良好的睡眠，为手术的成功奠定了基础。

二、术前准备

术前详细询问病史，对受者进行全面、系统的检查：包括血尿常规、生化检查、血型、组织配型、淋巴毒、PRA、病毒学检测、心电图、全腹CT、胃肠镜、心脏彩超、肺功能等。术前常规交叉备血、备皮、做好皮肤清洁，清洁灌肠，指导练习床上大小便、咳痰等，避免术后因疼痛等原因引起大便干结。术前 24 h 血透 1 次，术前 30 min 常规口服抗排药物，同时做好术后常用药品和急救监护仪器的准备。

张晓波　宋永琳

第二节　机器人肾移植术中护理

机器人肾移植术对手术室护理团队的专业技术水平要求很高，需要在机器人辅助腹腔镜手术和肾移植手术中都有经验的团队进行，手术室护士有责任和义务做好患者的术中护理，保障手术患者的安全。

一、术前访视

供体供肾的移植术大部分是急诊手术，接到手术通知后，手术室护士根据手术通知单进行访视。首先从病历中全面了解患者的一般情况、既往病史、手术诊断、拟定手术方式、麻醉方式、相关实验室检查结果等，见到患者后，进行自我介绍，以和蔼和诚恳的态度与患者及家属交流，做到有问必答。

向患者介绍手术室的环境，机器人肾移植术的手术过程及术中需要配合的注意事项，通过沟通交流及时发现患者的心理变化，消除其紧张恐惧心理。向患者交代清楚禁饮禁食情况，按要求着病号服，做好个人卫生，嘱患者取下首饰、义齿，不涂指甲油等，根据术前访视单的内容了解患者全身情况。

通过术前访视，手术室护士可以掌握患者的特殊情况，更加直观地了解患者语言沟通情况、肢体活动是否受限、是否过于肥胖或消瘦、有无压疮风险、建立静脉部位情况、有无跌倒风险等，据此做好充分的护理准备，制订个性化的护理措施。

二、术前交接

手术当天，手术室护士根据手术通知单，与病房护士携病历共同至病房进行床旁交接，根据手术患者交接单内容逐一交接，内容包括科室、床号、姓名、出生日期、住院号、手术部位及手术标记、药物过敏史、术中带药、影像资料、皮肤情况、相关实验室检查报告等。交接过程中，患者需共同参与，护士核对患者信息必须采用开放式提问的方法，例如：请问您叫什么名字？您知道您今天做什么手术吗？双方交接无误后，在交接单上签名确认，由手术室护士接患者入手术室。

三、术前准备

（一）手术环境准备

建立良好舒适的手术环境，提前 30 min 打开手术间空调，室温控制在 20 ~ 22℃，湿度保持在 50% ~ 60%（图 10-2-1）；手术床平整干燥，一次性手术床单下面铺大块的高分子果冻垫，保护患者双侧肩胛部、背部、骶尾部和臀部皮肤，防止压疮；一次性手术床单上面铺治疗巾或中单，用于固定患者双侧上肢或搬动患者（图 10-2-2）。

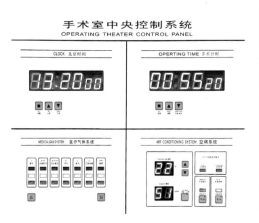

图 10-2-1　手术室中央控制系统

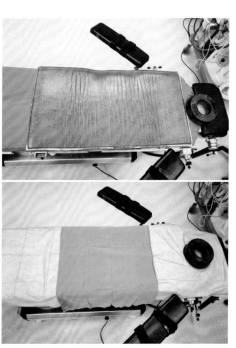

图 10-2-2　手术床单铺置要求

（二）仪器设备的准备

患者进入手术室之前，提前 30 min 将机器人开机自检，确保机器人性能完好，将手术平台的机械臂全部打开，洗手护士提前 20 min 洗手，将 3 个机械臂及 1 个镜头臂分别套上机器人专用的无菌保护套，将套好无菌保护套的机械臂收拢并调整好"甜蜜点"，盖上无菌中单使其保持无菌状态，防止人员来往过程当中造成污染；洗手护士提前将镜头连接好，调节白平衡和焦距（图10-2-3），盖上无菌治疗巾备用。电刀主机、气腹机、吸引装置、暖风机自检完成后处于备用状态。

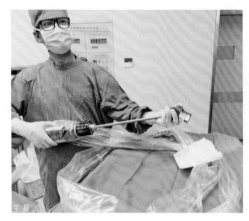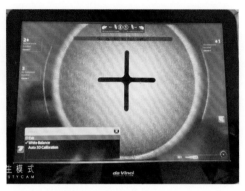

图 10-2-3　洗手护士提前将镜头连接好并调节白平衡和焦距

（三）手术器械和特殊物品的准备

除了常规用的普通腹腔镜器械，需要准备机器人专用的器械，如机器人专用30°镜头、大号持针器、电剪、双极电凝钳、无创心包抓钳、黑钻金刚砂精细持针器等。特殊物品包括腹腔镜下使用的哈巴狗及施夹钳、L号和XL号Hem-o-lok及施夹钳、5F输尿管导管、5F输尿管支架（鱼尾）、CV6血管缝线、2-0倒刺线、5-0和6-0 Proline缝线、4-0可吸收缝线、保温杯、冰泥、肝素盐水等。

四、手术安全核查

为了确保患者手术安全，严格执行手术安全核查制度，由手术医生（主刀医生）、麻醉医生、手术护士（以下简称"三方"）共同参与，三方有意识地暂停手中正在进行的工作，携手术安全核查表及相关病历资料至患者身旁，根据手术安全核查表内容逐一核查，三方确认无误后签字。分别在麻醉前、手术开始前、患者离室前三个时间点进行核查，特别是手术前核查，这是手术安全的最后一道防线，主要内容包括患者身份信息、手术方式、手术部位、麻醉方式、药物过敏史、血型、有无备血、是否有植入物等。

五、术中配合

（一）巡回护士配合

1. 留置尿管

手术日接患者进入手术间，三方核查后，协助麻醉医生麻醉，贴眼贴，保护患者角膜；留置 18F 巴德三腔导尿管，将 500 ml 0.9% 氯化钠注射液连接输血器后与导尿管连接，用于膀胱灌注，将导尿管及其连接管路从患者大腿下面拉至手术床旁固定，以免影响皮肤消毒，注意避免皮肤受压，尿管保持通畅。

2. 体位摆放

机器人肾移植术对体位要求较高，相对比较极端。术中取分腿仰卧位，头低脚高，双下肢外展 45°，腿板下压 15°，使小腿略低于大腿，腘窝处用棉花适当衬垫，足跟悬空，用自制约束带分别约束双侧膝关节上方 10 cm 处，松紧适宜；头部垫果冻头圈，双侧肩膀安装肩托，肩峰和肩托固定架之间用高分子果冻垫衬垫，松紧度以能容纳两指为宜；用中单或治疗巾将双上肢固定于身体两侧（图 10-2-4），静脉输液连接延长管并保持通畅，注意妥善固定衬垫各个连接线；注意床单干燥平整，使用高分子体位垫衬垫骶尾部、双侧肩膀受压皮肤，特别是肩峰，防止神经、关节及皮肤损伤（图 10-2-5）。注意动静脉内瘘部位适当衬垫，不可在该肢体上进行静脉或动脉的穿刺及测量无创血压，防止造成动静脉瘘闭锁。

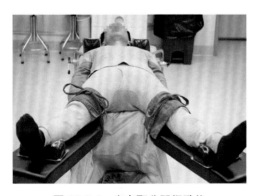

图 10-2-4　患者取分腿仰卧位

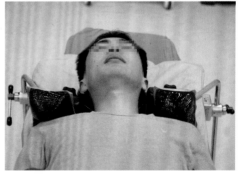

图 10-2-5　注意肩峰皮肤适当衬垫

3. 对接

建立气腹，放置好 Trocar 后，巡回护士将无影灯移开，留出足够的空间，以免污染机械臂；在外科医生的指挥下将机器人手术平台推至患者的两腿之间（图10-2-6），巡回护士在驱动机器人手术平台时注意控制速度及方向，防止与手术床、患者下肢发生碰撞，造成设备或患者肢体损伤；手术过程中禁止调节手术床，必须调节时，要将机器人的机械臂与Trocar分离，调节好后重新对接。

4. 气腹压的管理

通常情况下，机器人辅助腹腔镜手术时，设定成人气腹压 < 15 mmHg，流量为 6 ~ 10 L/min。目前为止，气腹对移植肾脏的潜在损害尚不完全清楚，一般认为过高的腹内压会对麻醉造成不利

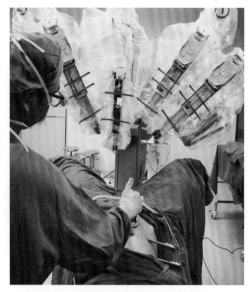

图 10-2-6　巡回护士将机械臂系统移至患者两腿之间

影响，这也是外科医生要求在移植肾植入受体体腔后，降低气腹压力的另一个原因。巡回护士要随时关注手术的进展，根据手术需求及时地调整气腹压力，保持气腹压 6 ~ 10 mmHg，流量 15 L/min。

（二）洗手护士配合

1. 保持移植肾的低温状态

保持移植肾的低温状态，避免移植肾热缺血，是手术配合过程中很重要的一个环节，主要分为两种情况，一种是移植肾在体外，另一种是移植肾移植入体内。在体外时，将移植肾放置在装有4℃器官保存液的无菌容器内并添加适量冰块。移植肾脏置入受体体内时，洗手护士递常温纱布，衬垫在受体髂窝，向装有移植肾的自制肾袋内添加冰泥（图10-2-7）。洗手护士将自制的无菌冰用手术刀片刨制，切下的冰削要尽可能细腻，成泥状，颗粒不能太大、太粗糙，防止对肾脏造成损伤。

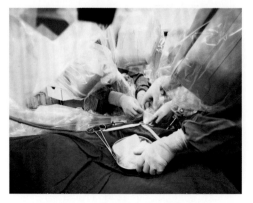

图 10-2-7　洗手护士及时添加冰泥

2. 器械的管理

机器人肾移植术使用的器械比较复杂，术中器械的更换频率较高，为了保证手术安全进行，每次更换器械，洗手护士均要检查器械的完整性，确保传递出去的器械性能完好；及时清理器械头端结痂的组织，特别是有能量输出的器械，例如电剪、双极电凝钳，确保能量传导不受影响。除了常规使用的腹腔镜器械与机器人专用器械以外，还有较多的特殊器械，例如腔镜下使用的哈巴狗，为了方便拿取，洗手护士需在每个哈巴狗的尾端系 3 ~ 5 cm 长的 7# 丝线，输尿管导管连接去了针头的头皮针连接管，方便术中冲洗。

术后，洗手护士将机器人专用器械和普通腹腔镜器械分开，做好预处理后，与供应室人员当面交接，并登记签名。

3. 手术步骤与手术配合

洗手护士注意力高度集中，时刻关注手术进展，熟练掌握手术流程并积极主动配合（表 10-2-1）。

六、机器人机械臂的管理

机器人肾移植术需要用到 3 个机械臂、1 个镜头臂，机械臂与 Trocar 对接后，洗手护士要观察 Trocar 之间腹壁皮肤受压情况，确认机械臂的中心轴和大臂是否压迫患者肢体并及时做出调整。术后，巡回护士将机械臂系统移植固定位置，将机械臂折叠收整至备用状态，注意小臂之间的间距，一般以一拳的间距为宜，防止下次开机自检时机械臂发生碰撞。

七、仪器设备分布

机器人主要由医生操控系统、机械臂系统、成像系统三部分组成，分别位于无菌区域和污染区域，而且体积较大，故需要足够大空间。合理的布局使主刀医生能够直接看到患者和助手，可以及时有效地沟通；降低巡回护士的体力消耗，节时节力，增加工作效率；无菌区和污染区划分明确，可有效地防止术口感染；合理的站位，洗手护士传递器械更方便快捷。

表 10-2-1　机器人肾移植术手术步骤与手术配合

手术步骤	手术配合
建立气腹和肾脏置入通道	递气腹针、12 ml 一次性 Trocar、10 ml 机器人专用 Trocar；递 21# 刀片，在下腹正中切开一个约 5 cm 切口，放置自制单孔平台
剪开侧腹膜，建立肾巢	递机器人专用单极电剪、直头双极电凝、无创单孔抓钳
游离、显露髂外动、静脉	同上，必要时递 Hem-o-lock 结扎夹
将移植肾放入腹腔	将移植肾装入加有冰泥的自制肾袋里，由移植肾放置通道放至患者腹腔，常温纱布衬垫
髂外静脉阻断	
①髂外静脉血管壁剪一小切口	递血管夹夹闭管壁，电剪刀剪开血管壁，递肝素盐水冲洗血管腔至血管腔变白
②髂外静脉与肾静脉端侧吻合	递机器人专用大号持针器、机器人金刚砂精细组织钳，CV-6 无损伤血管缝线端侧吻合，最后 1 ~ 2 针前，递肝素盐水冲洗血管腔
髂外动脉阻断	
①髂外动脉血管壁剪一小切口	方法同上
②髂外动脉与肾动脉端侧吻合	方法同上
开放肾动、静脉，观察吻合口漏血情况	松去血管夹，递热盐水冲洗肾脏表面复温，备 6-0 proline 血管缝线修补吻合口漏血处
输尿管 – 膀胱吻合	膀胱灌入生理盐水约 200ml，使其充盈
①膀胱剪开一小口	递机器人专用单极电凝剪、无创单孔抓钳，巡回护士打开尿袋开关
②置入双 J 管	递机器人专用单极电凝剪刀，修剪输尿管，置入双 J 管
③输尿管膀胱吻合	递机器人专用大号针持，4-0 可吸收缝线连续缝合，进行输尿管 - 膀胱黏膜吻合；递 3-0 可吸收缝线缝合吻合口的膀胱肌层
关闭侧腹膜，放置引流管	递机器人专用大号针持，0# 可吸收缝线连续缝合侧腹膜，使移植肾全腹膜外化，递 22F 外科引流装置，7# 丝线固定
缝合切口	递 0# 可吸收缝线逐层缝合移植肾置入通道及 Trocar 孔，1# 慕丝线缝皮

八、做好手术物品清点与记录

手术室护士严格遵守科室的手术物品清点制度，认真执行"四对点"，即手术开始前、关闭体腔前、关闭体腔后、手术结束（患者离室前）清点，包括所有的手术器械、敷料、锐器及杂项物品。巡回护士和洗手护士在清点物品时，做到双人唱点，实见实点，不能有惯性思维，清点过程中，检查所有物品的完整性，特别是容易缺损的杂项物品，例如自制的移植肾袋、一次性 Trocar 的密封圈、电剪保护套、手套边做的橡筋、被剪断的输尿管导管等。

术中临时添加的手术物品，巡回护士要及时准确地记录，使用过的机器人专用器械，巡回护士及时查看剩余使用次数并及时登记，如无使用次数，需及时更换添加新的器械。术后巡回护士和洗手护士双方共同清点所有手术物品无误后，在物品清点单上签名确认。

杨眉舒　牛小艳

第三节　机器人肾移植术后护理

一、心理护理

术后受者面临多种症状及并发症的困扰，如疲乏、睡眠障碍、肌无力、肾功能延迟恢复、感染、排斥反应、代谢性疾病（糖尿病、高尿酸血症、高脂血症）、高血压及胃肠道并发症等；由于移植后患方对相关康复知识的缺乏、对经济等原因的担忧、对移植肾的过度期待等，使得受者产生焦虑不安及紧张的情绪，这些负性情绪如未引起足够重视和及时干预则极易引起抑郁，严重影响患者围术期的康复。因此，专科护士应帮助患者建立和保持愉悦的心情，合理安排作息时间，消除不必要的焦虑，并告知家属须耐心、体贴、理解并积极鼓励患者，配合医生，共同做好患者的恢复治疗。

二、病房准备

肾移植患者病程长，营养状况不佳，加之术后需要使用大量的激素和免疫抑制药物及留观 ICU，使得各种机会性感染的风险显著增加，为降低感染的发生率，病区应设置保护性隔离病房（图 10-3-1）。患者转入前，做好床单位准备（图 10-3-2），备齐用物后，使用紫外线灯照射消毒 1 ~ 2 次，每次 30 min。住院期间，必须循环通风，使用专业医用空气消毒机每日定时消毒 2 ~ 4 次，按需增加次数（图 10-3-3）。做好病房内用品分类收整，每日使用消毒湿巾进行物表擦拭消毒。定期进行空气培养，监测消毒效果。移植病房门口和病床尾放置医用快速免洗手消毒凝胶，在"两前三后"（接触患者前、清洁无菌操作前、体液暴露风险后、接触患者后、接触患者周围环境后）情况下必须进行手卫生（图 10-3-4）。

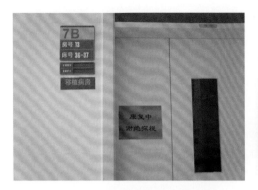

图 10-3-1　病区设置保护隔离病房

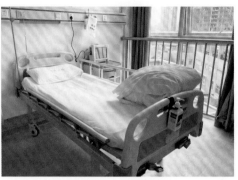

图 10-3-2　床单位准备

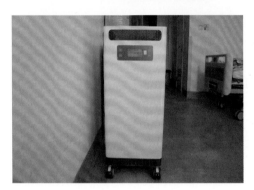

图 10-3-3　使用专业医用空气消毒机

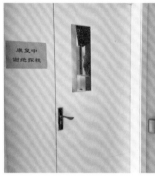

图 10-3-4　指导手卫生

固定家属陪护，谢绝探视并做好解释工作，必要时可通过语音或视频方式表达关心；指导家属或陪护正确佩戴口罩及手卫生，患者若需外出检查，必须佩戴口罩帽子，注意保暖，并提前做好与其他科室的交接、患者身份核查工作。

三、病情的观察与监护

（一）观察生命体征

术后由于患者麻醉药物蓄积效应，药物作用尚未完全消除，机体保护性反射尚未恢复，患者可能会发生气道梗阻、通气不足、呕吐误吸甚至窒息等并发症；专科护士应严密观察患者生命体征变化，判断有无外科并发症、有效循环血容量是否充足等，协助医师尽早发现，尽早处置。

1. 体温

每日监测至少 4 次，必要时增加测量次数。受者突然出现体温升高、肾区胀痛，伴尿量减少和血清肌酐升高、腹胀、乏力等，提示可能出现急性排斥反应；术后使用的大剂量免疫抑制药亦可导致体温调节异常，因此也要警惕体温不升；当受者体温≥ 38℃，但尿量无明显减少和血清肌酐未增高，提示可能有感染。

2. 心率

术后早期持续监测心率，稳定后随血压同期监测。由于早期大量补液及多尿期的生理特点，受者心率可能会出现不同程度的波动，应注意加强巡视及观察。当心率≥ 120 次 / 分，评估受者有无心慌等不适，遵医嘱予对症处理。

3. 呼吸

受者一般给予低流量吸氧，需注意呼吸频率，呼吸频率可反应是否存在肺部感染、肺水肿、肺不张等呼吸道病变及肺功能异常状况。当体温升高时呼吸频率也会相应升高。

4. 血压

控制血压对术后移植肾功能恢复十分重要，平稳的血压能够保证移植肾血流有效灌注，有利于肾功能恢复，术后每小时至少监测 1 次，如使用降压药物后应增加监测次数，根据血压调整用药，一般要求患者术后血压略高于术前基础血压。

5. 血氧饱和度

术后早期持续监测血氧饱和度并做好相关记录。血氧饱和度（SPO_2）< 95%，可调整吸氧浓度，如果不能维持血氧饱和度，积极改用吸氧面罩（氧流量≥ 6 L/min）。SPO_2 < 90% 时且吸氧不能得到有效改善，建议医师积极评估，行动脉血气分析检查。

（二）监测尿量

尿量是移植肾功能恢复的重要指标，不仅要准确记录每小时尿量，还应观察尿色、气味的变化，保持尿管引流通畅、防止管路扭曲受压。机器人肾移植术后患者可能迅速进入多尿期，也可能因为一些原因发生少尿甚至无尿，个体差异大，变化快，因而准确记录出入液量非常重要。术后 3 ~ 4 日，尿量维持在 200 ~ 500 ml/h 为宜，尿毒症患者由于术前存在不同程度的水钠潴留和术后早期移植肾功能不全，部分患者每日尿量达到 5 000 ~ 10 000 ml；当尿量 < 100 ml/h，应及时向医生报告，警惕移植肾发生急性肾小管坏死或急性排斥反应。

（三）移植肾区、术口及管道的观察护理

受者术后专科护士应严密观察患者的移植肾区情况，观察术口有无渗血渗液（图 10-3-5），询问患者移植肾区有无肿胀疼痛。术后一般每天行床旁移植肾 B 超检查，检查结束后立即进行术口换药，若敷料出现渗液、渗血、污染或脱落时应及时更换；换药前使用专业医用空气消毒机消毒 1 次，换药时病房内保持空气流通，减少人员流动。认真观察术口的愈合情况，包括创面是否红润，缝线是否松脱，血供是否良好，术口有无渗液、淋巴漏或尿外渗等情况，并做好记录。

术口引流管：经常检查是否通畅，经常挤压引流管并保证处于负压状态，若 1 h 内术口引流出血性液超过 100 ml，则提示有活动性出血，应及时汇报医生。术后使用外科腹带，使用中避免引流管被腹带压迫后迂曲打折，同时调整腹带的位置、松紧度，以患者感舒适为主的同时又能够保护伤口（图 10-3-6）。防止扭曲、堵塞、脱落等现象的发生。

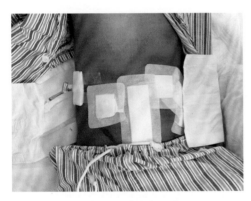 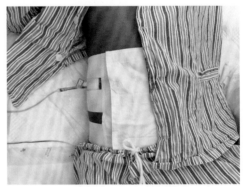

图 10-3-5　观察术口情况　　　　　　　图 10-3-6　术后使用腹带

深静脉置管使用及维护：严格执行无菌技术操作规程，保持局部皮肤干燥，防止感染，无菌透明敷贴定期更换，有渗血、潮湿或卷边及时更换，避免牵拉打折，使用前后正确冲封管。

（四）体重的观察护理

受者手术后，体重的波动除了能反应受者体内蓄积水分的排出情况，也体现了术后受者的营养状况，因此体重的监测非常重要。受者需每日早晨起床倾倒完各引流管引流量或排空大小便后，空腹状态下穿着同样的衣服，用固定的体重秤测量体重并准确记录。医生根据受者的体重，调整免疫抑制药的用药剂量，也可根据体重

变化间接判断有无排斥反应的发生。

（五）肌酐的观察护理

血清肌酐是反应肾功能的重要指标，因此对受者肌酐的恢复情况应足够重视。在血清肌酐值存在波动及恢复正常值前，需要每日监测以了解肾脏功能，当血清肌酐值稳定或恢复正常值以后，可根据情况调整监测次数。

（六）排斥反应的观察护理

由于供、受者之间遗传学上的差异，受体内对移植物产生免疫应答称为排异反应，排斥反应是肾移植术后早期最主要的症状之一，也是导致移植肾失功的主要原因。典型临床表现为：患者突然发热、移植区胀疼、恶心、呕吐、少尿、体重增加、血压升高、乏力纳差、实验室检查血肌酐和尿素氮升高等，护士应及早发现排异反应，遵医嘱正确及时执行抗排异冲击治疗，及时观察用药效果，注意排斥逆转的观察。只有坚持服用免疫制药，抵抗排异反应，才能稳定移植肾脏功能，预防排异的发生。

四、用药护理

（一）静脉补液

术后静脉补液应遵循"量出为入"的原则，根据每小时尿量（图 10-3-7）、血压、心率、中心静脉压（图 10-3-8）、受者主观口渴程度等综合观察并记录，及时调整补液速度和补液量。术后 24 h 的补液一般原则为：每小时尿量 < 500 ml，补液量为出量的全量，若伴口渴、血压偏低时，可适当增加补液量；每小时尿量 500 ~ 1 000 ml，补液量为出量的 2/3；每小时尿量 > 1000 ml，补液量为出量的 1/2，若伴心率增快、血压增加明显，可适当减少补液量。多尿期注意循环补液原则，按电解质检查结果遵医嘱补充电解质。每小时量 < 30 ml，为少尿期，出现少尿后输液量以 200 ~ 300 ml/h 输入 3 h 后尿量增加，可认为是容量不足，如尿量没有增加或增加不明显，应减慢输液速度，通知医生，分析和找原因。无尿超过一天或血肌酐不降反而升高，伴有高血钾、明显水钠潴留、心力衰竭等症状，专科护士应立即通知医生评估，是否需要进行血液透析治疗。

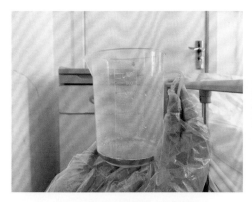
图 10-3-7 测量每小时尿量

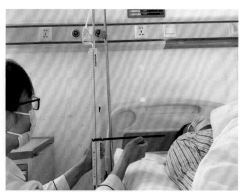
图 10-3-8 测量中心静脉压

（二）静脉用药

受者术后通常使用 3 天大剂量激素冲击治疗，专科护士需注意用药时间与剂量，一般 24 h 给药一次，静脉给药逐渐减量后改为口服激素。术后手术创伤、机械通气、大剂量的糖质激素使用，会增加应激性黏膜损伤风险，专科护士应观察患者有无消化道症状，在静滴激素前，应先静滴抑制胃酸生成药物可减少黏膜损伤的发生。

（三）免疫抑制药的应用

免疫抑制药方案是否合理直接影响肾移植受者术后能否快速康复。尽可能实现免疫抑制个体化，严密监测移植肾功能和免疫抑制药血药浓度。专科护士应指导肾移植术后受者熟知免疫抑制药的药名、剂量、用法、用药时间及免疫抑制药浓度检测的时间和次数和注意事项，说明准确服用免疫抑制药的重要性及乱用药物可能带来的危害，切勿自行增减药物剂量，保证安全用药。

五、气道护理

（一）指导患者有效咳嗽、咳痰

专科护士应协助患者翻身、拍背有效咳嗽，给予雾化吸入。指导有效咳嗽方法：深吸气末屏气 3 ~ 5 s，进行 2 ~ 3 次短促有力咳嗽，咳嗽时收缩腹肌，用双手按压腹壁两侧，降低腹壁张力，减轻疼痛；指导患者深呼吸训练：患者处于放松体位，用鼻缓慢深吸气（2 ~ 3 s），同时腹部鼓起，然后用嘴缓慢深呼气（5 ~ 6 s），同时腹部下陷。完成上述动作后即为一次有效深呼吸，重复上述动作 3 ~ 5 次为一组，每小时可做 3 ~ 5 组（图 10-3-9）。

（二）指导患者吹气球进行肺功能锻炼

受者术后返回病房即开始吹气球，选择直径约在 5 cm 的普通气球，深吸气后，尽力呼气将气球吹起逐渐用力，反复吹，以不出现胸闷、心悸等不适为宜，一般每次吹 10 min，休息 15 ~ 20 min 后再重复上述动作，每天上午、下午各 2 次；不强调每次吹气球的大小和次数，只要尽量把气吹出，每天有进步即可；吹气球时间应选在患者清醒时、不影响睡眠的情况下执行；每 2 天更换 1 只气球，确保气球的张力及弹性（图 10-3-10）。

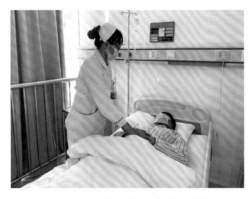 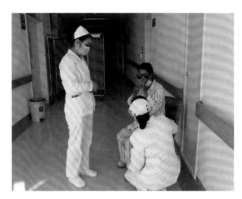

图 10-3-9　指导床上咳嗽、咳痰　　　　图 10-3-10　指导肺功能锻炼

六、口腔护理

受者术后服用免疫抑制药物，机体抵抗力较差，口腔易患溃疡，术后在进食、服药前后应常规漱口，每日早、中、晚用软毛牙刷刷牙，三餐后及早、中、晚刷牙后使用复方氯己定含漱液漱口。

七、尿道口及会阴护理，包括留置尿管的护理

受者术后一般留置导尿管 5 ~ 7 日，清洁尿道口会阴擦洗 2 次 / 日，更换引流装置 2 次 / 周，妥善固定，并持引流通畅，留置尿管期间用聚维酮碘原液用温水稀释 20 倍后冲洗会阴或擦洗尿道口每日早晚各一次；在拔除留置尿管后，用温水擦

洗冲洗会阴或擦洗尿道口每日早晚各一次，清洗分泌物，预防尿路感染。

八、疼痛护理

专科护士应每日进行疼痛的评估，病情有变化时及时评估，准确评估引起疼痛发生的原因、疼痛部位、性质、疼痛持续时间，尽量解除引起疼痛的诱因，是否有可缓解的物理措施。指导患者转移注意力，教会其缓解疼痛的方法，如抚摸、听音乐等，必要时遵医嘱应用止痛药对症处理，根据疼痛评分给予相应的处理，并做好相关护理记录。

九、饮食护理

受者术后一般禁食 1～2 日，恢复正常的肠蠕动以后再进行饮食，鼓励患者食用高蛋白和容易消化的食物，在初次进食切勿量过度，同时要注意由流质饮食向半流质饮食和普通饮食慢慢过渡。此外，肾功能未完全恢复，要注意盐的摄入，控制豆制品的摄入，禁止让肾移植术后患者食用刺激性的食物以及腌制食物。

十、睡眠护理

创建良好的睡眠环境，调整病室的温湿度、光线及音响，减少外界对视、嗅、听、触等感觉视官的不良刺激。保持病区安静，光线柔和，夜间关闭日光灯，使用独立的床头灯。在执行护理措施时，护士做到走路轻、说话轻、操作轻、关门轻，夜间护理集中进行。将监护仪、输液泵等医疗设备的机械声、报警声调到较低限度。

十一、发症的护理

肾移植最常见的早期并发症包括感染、出血、血管栓塞、尿漏和淋巴漏。术后严密观察 B 超情况、感染指标、出入量、引流管引流量等，早发现、早治疗、避免肾脏的丢失。

十二、健康指导

（一）活动指导

受者手术后要进行相应的肢体运动和功能锻炼，有利于增加肺活量，减少下肢静脉血栓形成。受者术后当天及第 1 天采取抬高床头仰卧位睡姿（图 10-3-11），下肢垫软枕，减小术口张力，尽量避免身体的过度扭曲造成对移植肾的压迫（图 10-3-12），病情允许时协助受者变换体位，1 ～ 2 h 协助翻身拍背（图 10-3-13），床上四肢运动，下肢踝泵运动，每次 10 ～ 15 min，每 3 ～ 4 h 一次（图 10-3-14）。卧床期间体位变换时，妥善固定各类管道，避免发生导管相关性压力性损伤；压力性损伤高危风险患者使用泡沫敷料保护骨突部位；保持床单元及病号服整洁，污染潮湿时及时更换。术后第 2 天起，在医生指导下，病情允许时协助受者床旁活动，活动应要轻柔，动作应慢。首先，抬高床头，缓慢坐起，其次双腿下垂坐立数分钟，再次在护士协助下床旁站立，最后逐渐增加活动量，坐或蹲时间不宜过久，活动量以患者不感到累为原则，活动时注意观察患者有无不良反应。

（二）服药指导

用药指导应加强依从性教育，专科护士指导患者正确、准时服用各种药物，帮助受者制订服药计划，建立服药表格，设定闹钟或手机闹铃提醒服药，并强调长期、按时服用免疫抑制药的重要性，不能自行增减或替换药物；不宜服用对免疫抑制药有拮抗或增强作用的药物和食品；指导受者学会观察排斥反应的表现和各种药物的不良反应。如服药期间发生腹泻、呕吐等症状时有序补足服药剂量。

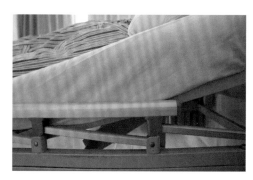

图 10-3-11　仰卧、摇高床头

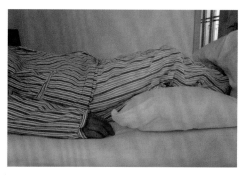

图 10-3-12　下肢垫软枕，减小术口张力

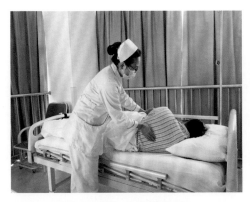

图 10-3-13　协助翻身拍背

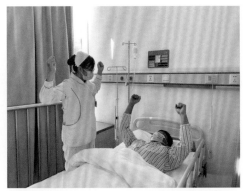

图 10-3-14　床上四肢运动

十三、出院指导

（一）心理指导

指导受者正确认识疾病，如果肾功能恢复正常，一般半年后可全部或部分恢复工作，但避免强体力劳动；合理安排作息时间，保持心情愉悦，适当进行户外活动，但不可过度劳累，注意保护移植肾，防止外伤；告知家属服用激素者易激怒，平时体贴、理解、关心患者。

（二）饮食指导

指导受者选择优质高蛋白、丰富维生素、低脂、易消化、低盐饮食；早期应禁食酸性、高糖水果；避免生冷及刺激性食物；禁烟酒；不可食用影响药物浓度的水果，如葡萄、西柚、橙子等，禁止服用增强免疫功能的食物滋补品，如人参、红枣、木耳等。

（三）保健指导

指导受者学会自我监测每日定时测量体重、体温、血压、尿量，特别注意监测尿量变化，控制体重，如有异常及时就诊（图 10-3-15）。

（四）预防感染指导

告知预防感染的重要性，经常洗手，保持口腔清洁和个人卫生；及时增减衣物，注意保暖，预防感冒；移植术后外出需戴口罩，以避免交叉感染；适当锻炼身体，增强机体抵抗力；尽量少到人群密集地区；避免食用未经高压灭菌的牛奶、未经煮沸的鸡蛋、肉类（如猪肉、家禽、鱼或海鲜等）；勤换内衣裤，注意外阴清洁，户外运动时穿鞋子、袜子、长袖衬衫和长裤，避免蚊虫叮咬及皮肤抓伤或感染。勿接近各种动物，以免感染或寄生虫（图 10-3-16）。

十四、复诊指导

受者出院后，一般术后 1 个月内每周门诊随访 2 次，术后 2 ~ 3 个月内每周门诊随访 1 次，术后 4 ~ 6 个月每两周门诊随访 1 次，6 个月 ~ 1 年每月 1 次。以后根据患者的自身状况及医嘱安排随访时间，但每年至少要有 2 次门诊随访，如有不适及时就诊。

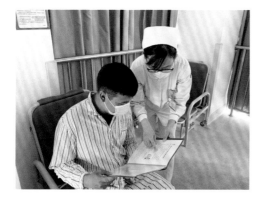
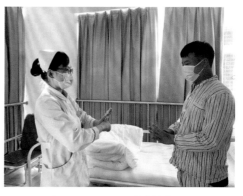

图 10-3-15　自我监测指导　　　　　　　图 10-3-16　预防感染指导

张晓波　宋永琳

第四节　机器人亲体肾移植供者的护理

一、术前护理

（一）心理护理

供者因对切取供肾的质量及自身预后缺乏信心，存在不同程度的疑惑、不确定、焦虑心理。针对这些心理特点，护理人员详细讲解机器人辅助腹腔镜术后疼痛小，术口感染风险少等微创优势，如肾移植模型讲解，发放宣传小手册等，介绍术前准备项目、目的及手术的大致过程，术后供者护理及常见并发症的预防及护理。详细讲解本科室肾移植成功病例，讲明一个功能正常的肾脏足以满足人体正常生理需要，并说明亲属供肾的优点：存活率高、恢复快、并发症少、免疫抑制剂用量少，住院时间缩短，费用低等。通过对供者的心理疏导，解除其思想顾虑，保持相对轻松的心情和良好的睡眠，为手术的成功奠定基础。

（二）充分术前准备

术前详细询问病史，对供者进行全面、系统的检查：包括血尿常规、生化检查、血型、组织配型、淋巴毒、PRA、病毒学检测、心电图、螺旋 CT、血管三维成像及胸部 CT、肾图、胃肠镜、心脏彩超、肺功能等。术前常规交叉备血、备皮、做好皮肤清洁，清洁灌肠，指导供者练习床上大小便（图 10-4-1）、拍背咳痰等（图 10-4-2），避免术后因疼痛等原因引起排便困难或大便干结。

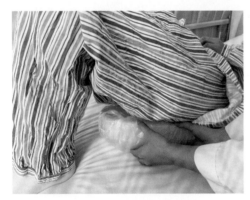
图 10-4-1　练习床上大小便

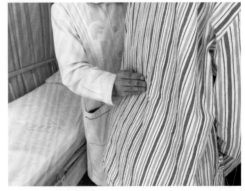
图 10-4-2　拍背咳痰

二、术后护理

（一）一般护理

（1）按全麻术后常规去枕平卧 6 h，头偏向一侧，保持呼吸道通，持续吸氧 2 L/min。

（2）术后严密观察生命体征的变化，持续心电监护 24 ～ 48 h，动态观察血压、心率及血氧饱和度的变化。

（3）6 h 后摇高床头 30°~45°，以利于呼吸及伤口引流，并减轻腹肌张力，因经腹膜后切取供肾，肠道干扰小，术后 6 小时可给予少量饮水或流质饮食。

（4）详细记录 24 h 出入量，及时补充血容量，加强术后早期营养支持。肠蠕动恢复后饮食由流质逐渐过渡到普食，少量多餐，增加营养，以高蛋白、高维生素饮食为主。

（5）术后 3 天内每日监测肾功能、电解质和血常规的变化。

（二）呼吸道护理

术后因麻醉药物的作用、人工气腹的刺激及镇痛泵的影响，会出现恶心、呕吐，因此术后保持呼吸道通畅。术后早期加强翻身、拍背，指导供者深呼吸，鼓励咳嗽、咳痰、吹气球，从而避免肺部感染的发生（图 10-4-3）。

（三）早期下床活动

术后 24 h 后鼓励患者下床活动，护士耐心讲解早期下床活动的重要性，平卧期间为预防下肢深静脉血栓，给予双腿穿弹力袜，指导患者床上踝泵运动。

（四）尿量的观察与护理

尿量是反映肾脏功能最为简单而直观的方法，也是供受双方最关心的问题。因一侧健康肾脏的切除有可能引起急性肾衰竭，因此，术后密切观察患者尿量（图 10-4-4）。一般供者术后 24 h 尿量在 2 000 ml 以上为佳，术后第 2 天拔出尿管。

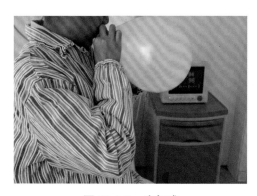

图 10-4-3　吹气球

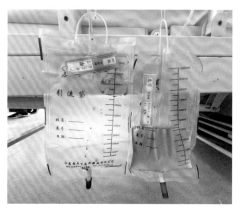

图 10-4-4　密切观察患者尿量

（五）引流管的观察和护理

术后留置 1 根肾窝引流管引流，严密观察引流量、颜色及性质的变化，通常为血性。如果出现清亮液体，行引流液肌酐、乳糜液检验，查看是否出现淋巴漏，当引流液 < 15 ml 时，给与拔出引流管。护士了解患者术中出血情况至关重要，术后更需严密观察引流情况，如引流量突然增多应立即通知医生并配合处理。

（六）并发症的观察及护理

1. 建立气腹

机器人辅助腹腔镜手术由于气腹的建立，CO_2 潴留，可能发生恶心呕吐、低氧血症、高碳酸血症、皮下气肿、气胸等。术后密切观察患者呼吸频率、深浅度，加强呼吸道管理，观察皮肤是否有捻发音，以防皮下气肿的发生。

2. 出血

术后密切观察伤口渗血情况，如肾窝引流管引流量 1 h 内大于 300 ml，24 h 超过 500 ml 且为纯血性，血压下降，心率加快，应警惕肾动静脉结扎线脱落引起大出血。

3. 感染

患者为全麻插管手术，术后护理不当易出现肺部感染。加之渗液和渗血吸收，术后 72 h 会出现吸收热，一般为 38℃以下，术后需监测体温。

三、出院指导

出院时告知供者注意伤口的保护，伤口在完全愈合之前避免浸湿及污染，以防感染。再次强调一个健康肾脏完全可以满足身体生理需要，但要学会保护剩余的肾脏，忌用对肾脏有损害的食物及药物。出院后活动量逐渐增加，注意休息，避免剧烈运动及重体力活动。术后 1 个月复查肾功能、肾脏 B 超，注意血压情况，发现高血压及时治疗。以后应每半年常规复查肾功能及肾脏 B 超，如有问题及时随诊。完善随访制度由专职的随访医生和随访护士建立供者的随访档案，包括每次复查的检验结果、日常生活、血压情况及心理评估等内容，通过定期开展肾友聚会、微信、电话等方法，加强与供者联系，提高供者的生活质量。

张晓波　宋永琳

参考文献

［1］陈文禄.腹腔镜亲体肾移植供者的护理研究[J].继续医学教育,2021,35(5):90-91.

［2］雷文华,彭文翰,吕军好,等.加速康复外科在肾移植围手术期管理中的应用[J].中华移植杂志（电子版）,2018,12(3):116-120.

［3］李乐之,路潜.外科护理学[M].6版.人民卫生出版社,2017:189-194.

［4］刘奉玲,邱惠英,马惠琴.肾移植多尿期的护理研究杂志[J].中华护理杂志,2000,35(10):581-583.

［5］刘静,米元元.国内肾移植术后患者心理体验的质性Meta整合[J].护理学杂志,2019,34(4):79-82.

［6］刘永锋,郑树森.器官移植学[M].人民卫生出版社,2014:194-196.

［7］全素琴,王志敏,张智芳.肾移植受者生活质量及其影响因素的调查分析[J].中南医学科学杂志,2014,42(2):212-214.

［8］王天琼,韦宏,张宇,等.肾移植术后多尿期两种循环补液方式的对比研究[J].实用医院临床杂志,2014,11(2):72-74.

［9］吴东娟,宋曼娜,康福霞,等.机器人辅助腹腔镜亲体肾移植供者的护理[J].护理学杂志,2015,30(16):33-35.

［10］夏术阶,纪志刚,郭应禄.坎贝尔-沃尔什泌尿外科学[M].11版.郑州:河南科学技术出版社,2020.

［11］夏穗生.主编临床移植医学[M].杭州浙江科学技术出版社,1999:227-266.

［12］叶海丹,廖培娇,廖苑,等.142例活体肾移植供者围术期的护理[J].中华现代护理杂志,2010,16(15):1773-1775.

［13］张晓利,王海红.肾移植术后多尿期"量化模式"补液的探讨[J].护理研究,2012,19(23):171-172.

［14］郑洪敏.肾移植40例术后护理与健康指导[J].齐鲁护理杂志,2015,21(20):79-80.

［15］Gremigni P, Cappelli G. Psycosocial Well-being after kidney transliantation: Amatced-paircase-control study[J].Health Psychol, 2016,21(5):599-606.

附 录

活体器官移植临床应用管理文书

1. 医院活体器官捐献意愿书
2. 医院活体器官接受意愿书
3. 医院活体器官移植捐献人 / 接受人身份验证记录单
4. 医院活体器官移植捐献人 / 接受人关系证明材料电话核实记录表
5. 医院活体器官捐献人健康风险评估表
6. 医院人体器官移植技术临床应用与伦理委员会活体器官移植伦理审查意见书
7. 省（区、市）卫生厅（局）活体器官移植回复意见表
8. 医院活体器官移植术前捐献人 / 接受人身份再次核查表
9. 活体器官肾移植申请书
10. 活体肾移植捐肾同意书
11. 活体肾移植同意书
12. 供体亲属声明书
13. 受体亲属声明书
14. 身份户口证明材料
15. 专家委员会意见
16. 供受体身体检查资料
17. 身份联系人电话

活体器官移植临床应用管理文书使用说明

本附录为活体器官移植临床应用管理文书，具备活体器官移植资质的医院在开展活体器官移植手术前，需严格审查程序，认真填写本文书并报各省（区、市）卫生厅局。各省（区、市）卫生厅局应当按照《人体器官移植条例》及国家卫生健康

委员会有关规定，对各项内容进行核实，符合活体器官移植各项要求的，加盖公章后了以回复。

管理文书涉及签字的部分均应以本人或代理人签字为准。

1. 医院活体器官捐献意愿书

捐献人：_____ 性别：____ 出生日期：_____年___月___日

身份证号码：_____病案号：_____

婚姻状况：_____与接受人关系：_____

接受人：_____ 性别：____出生日期：_____年 ____月___日

身份证号码：_____病案号：_____

婚姻状况：_____与捐献人关系：_____

捐献人_____在没有受到任何强迫、欺骗或者利诱等情形和完全了解器官切取手术风险、术后注意事项、可能发生的并发症及预防措施的情况下，经过慎重考虑，决定自愿、无偿捐献其_____，由_____医院主管医师_____移植给接受人_____，以挽救其生命。捐献人_____保证和接受人_____亲属关系真实，捐献意愿真实，不存在由于任何经济利益捐献器官及器官买卖的情形，签字为证。

捐献人：_____ 捐献人配偶：_____

联系电话或联系方式：_____

捐献人父亲：_____捐献人母亲：_____

捐献人成年子女：_____

主管医师：_____日期：_____

（注：此页捐献人及接受人基本信息由主管医师填写，后面附订捐献人签署的《手术知情同意书》）

2. 医院活体器官接受意愿书

接受人：_____ 性别：____ 出生日期：____年__月__日

身份证号码：_____ 病案号：_____

婚姻状况：_____与捐献人关系：_____

捐献人：_____ 性别：___ 出生日期：____年__月__日

身份证号码：_____病案号：_____

婚姻状况：_____与接受人关系：_____

接受人_____因患_____，需要行____移植手术。接受人_____在完全了解器官移植手术风险、术后注意事项、可能发生的并发症及预防措施的情况下，经过慎重考虑，决定同意接受捐献人 _____捐献的_____肾，由_____医院主管医师移植给自己以挽救生命。接受人_____保证和捐献人_____亲属关系真实，不存在由于任何经济利益捐献器官及器官买卖的情形，签字为证。

接受人（或代理人）：_____

联系电话或联系方式：_____

（若为代理人，应当填写下面信息：该代理人与接受人的关系：_____，该代理人身份证件名称及号码：____，联系电话：_____。）

主管医师：_____日期：_____

（注：此页接受人及捐献人基本信息由主管医师填写，后面附订接受人签署的《手术知情同意书》）

3. 医院活体器官移植
捐献人 / 接受人身份验证记录单

经我院身份验证，确认捐献人＿＿＿＿＿＿接受人＿＿＿＿＿＿证件真实、有效，且人、证、照相符，签字为据。

验证人：＿＿＿＿＿＿＿＿＿＿＿＿

分管部门：＿＿＿＿＿＿＿＿＿＿

日　　期：＿＿＿＿＿＿＿＿＿＿＿

（注：此页由验证人填写，并以下面样式将捐献人、接受人身份证明材料留存，如有必要，亦将相关人员的证明材料按相同样式留存，照片应当使用一寸免冠近照。）

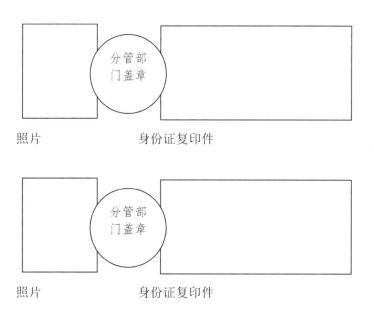

4. 医院活体器官移植 / 接受关系证明材料电话核实记录表

关系证明材料编号	关系证明材料信息			核实情况				
	证明内容	出具机构	出具时间	核实电话号码	核实结果	被核实人	核实人签名	核实时间

核实人：　　　　　　　分管部门：

　　　　　　　　　　　　　核实日期：

（注：关系证明材料包括：身份证、户口簿、户籍证明等，编号若没有，需特殊说明。）

5. 医院活体器官捐献人健康风险评估表

姓 名		性别		年龄		婚姻状况		
文化程度		民族		家庭住址				
身份证号				联系方式				
健康状况			既往史			家族史		
精神病史				病案号				
检查项目	发育情况			血 压				
	体重			身高				
	体重指数（BMI）			血型＋Rh				
	血常规		便常规					
	尿常规		肝功能					
	肾功能		血糖		血脂			
	凝血指标		HBV					
	HCV		HIV		RPR			
	X线（胸部）							
	心电图							
	超声（腹部）							
特殊检查								

智力状况、民事行为能力评估	评估医师签字： 专业技术职务： 日期：　　年　月　日
总体评价	评估医师签字： 专业技术职务： 科主任签字： 日期：　　年　月　日

（注：进行此健康风险评估的医师应当为非进行此次活体器官移植手术的医师。）

6. 医院人体器官移植技术临床应用与伦理委员会活体器官移植伦理审查意见书

接受人姓名		性别		年龄	
身份证号			病案号		
诊　断					
手术名称及部位 （肾脏移植应当注明左、右）					
捐献人姓名		性别		年龄	
身份证号			病案号		
手术名称及部位 （肾脏移植应当注明左、右）					
活体器官捐献人的捐献意愿是否真实		是□		否□	
有无买卖或变相买卖人体器官的情形		有□		无□	
捐献人是否具有完全民事行为能力		是□		否□	
是否与供接受人谈话核实有关信息		是□		否□	
捐献人与接受人关系		是否符合有关要求		是□ 否□	
活体器官的配型和接受人的适应症是否符合伦理原则和人体器官移植技术管理规范		是□		否□	
主管医师是否向捐献人说明活体器官摘取手术的风险、术后注意事项、可能发生的并发症及其预防措施		是□		否□	
主管医师是否确认除摘取器官产生的直接后果外不会损害捐献人其他正常的生理功能		是□		否□	
捐献人/接受人是否签署知情同意书		是□		否□	

捐献人及其具有完全民事行为能力的父母、成年子女（已结婚的捐献人还应当包括其配偶）是否共同签署捐献人自愿无偿捐献器官的书面意愿书	是□　　否□
接受人是否签署接受捐献人捐献器官的书面意愿书	是□　　否□

主管医师意见	主管医师签字： 科主任签字： 　　　　　　年　　月　　日
人体器官移植技术临床应用与伦理委员会意见	委员签字： 意见： 主任委员签字： 　　　　　　　　　（盖章） 　　　　　　年　　月　　日
院长意见	院长签字：　　　年　　月　　日

（注：此表一式三份，向省级卫生行政部门报送时提交，医院伦理委员会存档，患者病历备查。）

7.省（区、市）卫生厅（局）
活体器官移植回复意见表

医疗机构名称：　　　　　　　　　　编号：

接受人姓名		性别		年龄	
身份证号			病案号		
诊　　断					
手术名称及部位 （肾脏移植应当注明左、右）					
捐献人姓名		性别		年龄	
身份证号			病案号		
手术名称及部位 （肾脏移植应当注明左、右）					
活体器官捐献是否自愿、无偿		是□		否□	
医疗机构提交的捐献人与接受人资料是否符合相关规定		是□		否□	
捐献人与接受人关系		是否符合有关要求		是□　否□	
活体器官的配型和接受人的适应症是否符合伦理原则和人体器官移植技术管理规范		是□		否□	
医疗机构及主管医师是否按规定向捐献人告知活体器官摘取手术风险等		是□		否□	
医疗机构及主管医师是否确认除摘取器官产生的直接后果外不会损害捐献人其他正常的生理功能		是□		否□	

医院人体器官移植技术临床应用与伦理委员会审查程序是否符合相关规定	是□　　　　否□
医院人体器官移植技术临床应用与伦理委员会全体委员是否一致同意	是□　　　　否□

医　院 意　见	意见： 主任委员签字： 院长签字： 　　　　　　　　XX 医院（医院公章） 　　　　　　　　　年　月　日

（以上由申报的移植医院填写。）

省级器官移植技术临床应用与伦理专家委员会意见	（盖章） 年　月　日
省级卫生行政部门意见	（盖章） 年　月　日

（注：此表一式三份，省级卫生行政部门，医院伦理委员会分别存档，亦作为患者病历资料。）

8. 医院活体器官移植术前
捐献人 / 接受人身份再次核查表

捐献人姓名		性别		身份证号			
接受人姓名		性别		身份证号			
捐献人住院号			接受人住院号			关系	
手术日期			麻醉方式		手术名称		

麻醉实施前	捐献人与接受人姓名、性别、年龄核实	是□ 否□	手术开始前	捐献人与接受人姓名、性别、年龄核实	是□ 否□
	捐献人与接受人腕带标识正确*	是□ 否□		捐献人与接受人标识腕带正确*	是□ 否□
	捐献人与接受人身份证照片相符	是□ 否□		捐献人与接受人身份证照片相符	是□ 否□
	捐献人与接受人床号、住院号正确	是□ 否□		捐献人与接受人床号、住院号正确	是□ 否□
	捐献人与接受人血型正确	是□ 否□		捐献人与接受人血型正确	是□ 否□
	捐献人与接受人诊断及手术名称正确	是□ 否□		捐献人与接受人诊断及手术名称正确	是□ 否□
	捐献人与接受人知情同意告知	是□ 否□		手术部位及标示正确	是□ 否□
	手术部位及标示正确	是□ 否□		其他	
	影像学资料相符	是□ 否□			
	其他				

手术医师签名：	麻醉医师签名：
巡回护士签名：	年　　月　　日
捐献人身份证复印件	接受人身份证复印件

（*：医院实施腕带识别管理的须填写。）

223

9. 活体肾移植申请书

医院：

　　本人_____，_____岁，身份证号码：_____。

　　本人_____，_____岁，身份证号码：_____ ，因诊断

　　为：_____。现病情恶化，目前可行的治疗方案有肾脏移植或透

　　析（血透或腹透）治疗。由于目前没有合适的供肾，我_____自愿无偿

　　捐赠_____肾。自入院以来，科室主任及主管医师已反复向我们讲解了

　　活体肾移植手术的风险，及术中、术后可能出现的意外，我们已全部理解，

　　并表示谅解意外。特申请做肾移植手术，望领导及各位专家商讨后予以批

　　准。我们向医院保证，肾移植术中及术后因欠费延误治疗，而导致的严重

　　后果与院方无关。

特此申请

                              申请人：

                              年　　月　　日

10. 活体肾脏移植捐肾同意书

本人_____（身份证号码：_____）同意接受供肾
切取术以捐赠_____侧肾脏给_____（身份证号码：_____）。
我已阅读关于该手术的性质、目的和风险的信息。我已被告知供者平均围术期
并发症发生率 32%，严重并发症发生率 4.4%，围术期死亡率约为 0.03%。受体
手术成功率为 95% 以上，但仍有可能出现切取后供肾不能使用，术后出现排斥、
感染等并发症的情况，以上情况已由_____医生及
医生向我解释。

　　我捐献肾脏完全出于自愿，并未受到医院工作人员或其他家庭成员的压力。
我明白捐献肾脏行为不会为我带来任何经济利益，我也有权在手术前任何时候退
出而不需要解释。

捐肾者姓名（正楷）　　　　捐肾者签署　　　　　签署日期

亲属姓名　（正楷）　　　　亲属签署　　　　　　签署日期

亲属姓名　（正楷）　　　　亲属签署　　　　　　签署日期

亲属姓名　（正楷）　　　　亲属签署　　　　　　签署日期

医生姓名　（正楷）　　　　医生签署　　　　　　签署日期

医生姓名　（正楷）　　　　医生签署　　　　　　签署日期

见证人姓名（正楷）　　　　见证人签署　　　　　签署日期

11. 活体肾脏移植同意书

本人_____（身份证号码：_____）同意接受由捐肾者_____（身份证号码_____）捐赠的_____侧肾脏做活体肾移植。有关情况，已由_____医生和_____ 医生详细解释。本人完全了解手术的性质、目的和风险。包括通过手术从供体感染其他疾病的可能性。我已被告知供体术后平均并发症发生率约为32%，死亡率约为0.03%，有可能导致肾功能衰竭而需要接受透析治疗或等待肾移植。受体手术成功率为 95%以上，但仍有可能出现切取后供肾不能使用，术后出现排斥、感染等并发症的情况。我同时明白供体捐肾行为不涉及任何经济利益。

患者姓名　（正楷）　　　　　　患者签署　　　　　　　签署日期

亲属姓名　（正楷）　　　　　　亲属签署　　　　　　　签署日期

亲属姓名　（正楷）　　　　　　亲属签署　　　　　　　签署日期

医生姓名　（正楷）　　　　　　医生签署　　　　　　　签署日期

医生姓名　（正楷）　　　　　　医生签署　　　　　　　签署日期

见证人姓名（正楷）　　　　　　见证人签署　　　　　　签署日期

12. 供体亲属声明书

声明人：姓名：_____，性别：__，出生日期：_____，住址：_____，身份证号码：_____，与供肾者关系：_____。

声明人：姓名：_____，性别：____，出生日期：_____，住址：_____，身份证号码：_____，与供肾者关系：_____。

声明人：姓名：_____，性别：_____，出生日期_____，住址：_____，身份证号码：_____，供肾者关系：_____。

供肾者：_____,（身份证号码：_____），申请在_____，开展_____手术，自愿捐献左/右侧肾脏给_____（身份证号码：_____）。

以上声明人郑重声明如下：

1. 我们同意供肾者_____申请在_____，开展手术。

2. 我们知道供肾者_____即将开展的_____手术，是高风险的手术，并发症和意外发生率高，手术并不会100%成功，并且已经知道和明白进行前面所述的手术后可能发生的后果，愿意在手术同意书上签字。

3. 本次_____手术，由患者本人及我们支付全部费用，绝不拖欠。术后经医师确定病情平稳，我们愿意服从院方安排出院，并承担出院以后的一切治疗费用。

4. 若非由法定机关认定为医疗事故，我们愿意承担本次手术所发生的一切后果。

我们在思路清晰、完全自愿的情况下，发表上述声明，上述声明真实记载了我们的意愿，经本人签字生效，我们将承担本声明所产生的法律责任。

特此声明！

声明人：

声明日期：　　　年　　　月　　　日

13. 受体亲属声明书

声明人：姓名：_____，性别：_____,出生日期_____，住址：_____，身份证号码：_____，与受肾者关系：_____。

声明人：姓名：_____，性别：_____，出生日期：_____，住址：_____，身份证号码：_____，与受肾者关系：_____。

受肾者：_____（身份证号码：_____），申请在_____，开展_____手术，自愿接受供肾者_____（身份证号码：_____）捐献的肾脏。

以上声明人郑重声明如下：

1. 我们同意受肾者_____申请在_____开展的手术。

2. 我们知道受肾者_____即将开展的_____手术，是高风险的手术，并发症和意外发生率高，手术并不会100%成功，并且已经知道和明白进行前面所述的手术后可能发生的后果，愿意在手术同意书上签字。

3. 本次_____手术,由患者本人及我们支付全部费用,绝不拖欠。术后经医师确定病情平稳，我们愿意服从院方安排出院，并承担出院以后的一切治疗费用。

4. 若非由法定机关认定为医疗事故，我们愿意承担本次手术所发生的一切后果。

我们在思路清晰、完全自愿的情况下，发表上述声明，上述声明真实记载了我们的意愿，经本人签字生效，我们将承担本声明所产生的法律责任。

特此声明！

声明人：

声明日期：　　　年　　　月　　　日